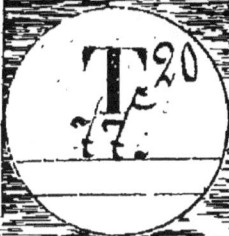

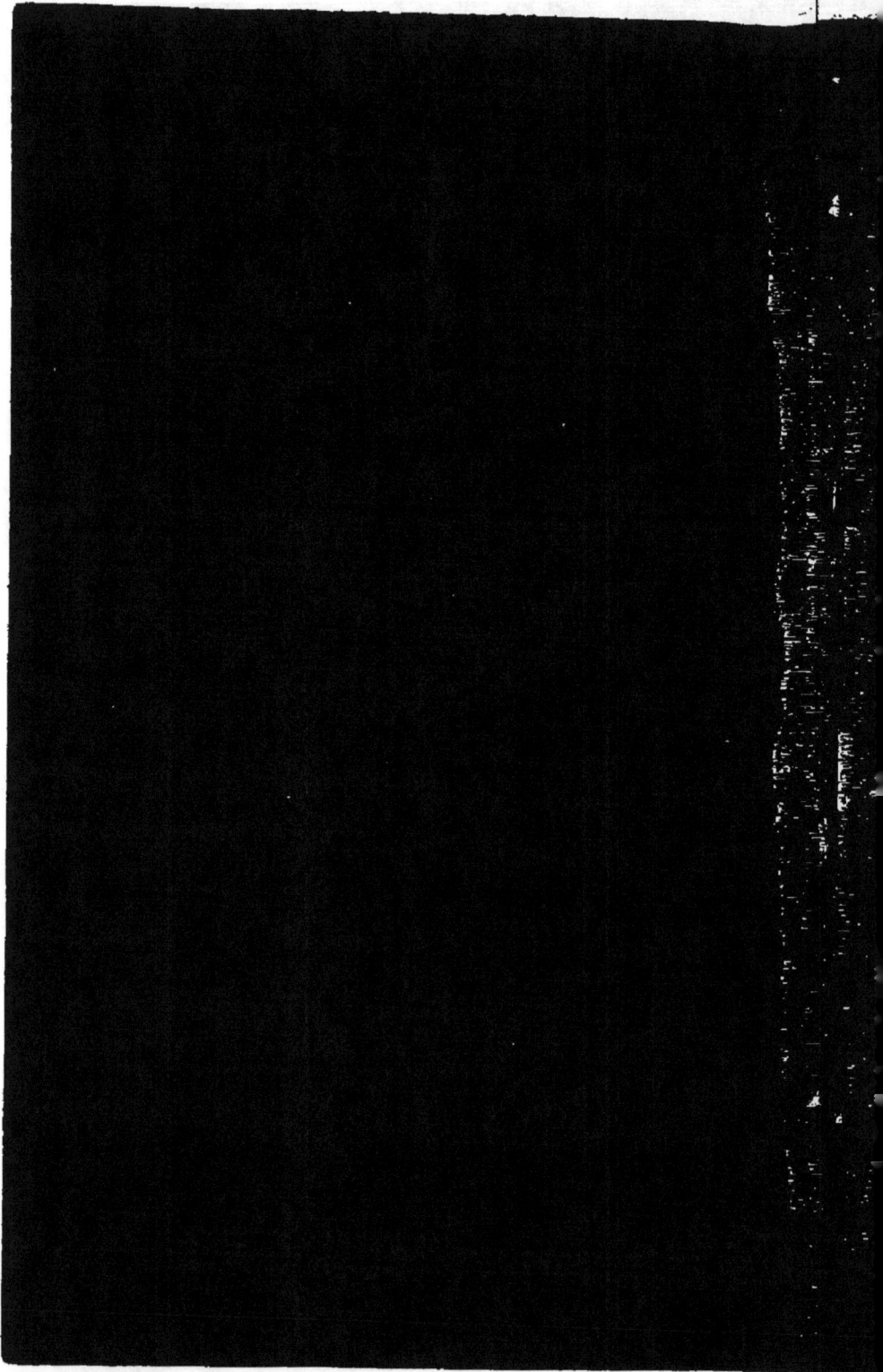

TRAITÉ

THÉORIQUE ET PRATIQUE

DES

ALIMENTS et des BOISSONS

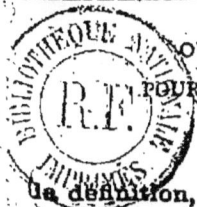

OUVRAGE INDISPENSABLE A CONSULTER
POUR VIVRE LONGTEMPS ET BIEN SE PORTER

CONTENANT :

la définition, les propriétés et la classification des aliments et des boissons; l'explication des phénomènes de la digestion et de la nutrition; la description des maladies causées par l'usage ou l'abus des aliments et des boissons, avec l'indication de ce qu'il faut faire pour guérir ces maladies d'une manière prompte, certaine et peu coûteuse, et des régimes à suivre en cas de maladie.

PAR

O. DUBOIS

DOCTEUR EN MÉDECINE DE LA FACULTÉ DE PARIS
EX-PROFESSEUR D'HYGIÈNE
MÉDAILLE DES HOPITAUX DE PARIS
MÉDECIN SPÉCIAL POUR LA GUÉRISON DES MALADIES
DU FOIE ET DE L'ESTOMAC

PARIS

CHEZ L'AUTEUR, 23, RUE DE MAUBEUGE

INTRODUCTION

L'alimentation, telle qu'elle est généralement pratiquée, est la cause d'un nombre considérable de maladies. L'hygiène alimentaire n'a pas été comprise, jusqu'à présent, comme elle doit l'être, à cause des habitudes qui sont entrées dans nos mœurs, et auxquelles sont accoutumés ceux-là même dont la mission serait d'éclairer le public sur ce sujet. Instruit par mon expérience personnelle et par celle d'une longue pratique médicale, j'ai pu me rendre compte, à cause des circonstances particulières dans lesquelles je me suis trouvé, de l'action réelle produite sur notre organisme par les substances que nous mangeons ou buvons, et j'ai pu acquérir, d'une manière absolument certaine, la preuve de ce que j'avance dans le cours de cet ouvrage. Je tiens à faire cette remarque, parce que je me trouve sur une foule de points, en contradiction absolue avec les idées généralement reçues : j'ai reconnu que beaucoup de choses qui passent pour saines, utiles, ou bienfaisantes, sont au contraire nuisibles et funestes à la santé, et que plus d'un qui croit se fortifier et se nourrir convenablement, ne fait au contraire qu'abréger ses jours et se préparer des maladies. Dans ce que je condamne, il y a beaucoup de choses agréables et dont la privation pourra sembler dure; mais ma mission est de dire la vérité, si je veux être utile aux autres. Chaque plaisir que nous nous donnons, chaque sensation agréable que nous éprouvons, se fait sentir aux dépens de nous-mêmes; tout se paie. Vous voulez jouir, vous serez malade; si vous voulez vivre longtemps, soyez sobre de ce qui flatte vos goûts. Ce livre a pour mission de vous indiquer ce qui est bon et ce qui est mauvais. A vous de choisir.

Cependant, il est à tout péché miséricorde, et la nature met le remède à côté du mal. C'est pourquoi vous trouverez aussi, dans mon livre, vous pécheurs endurcis, et vous qui n'avez failli que par ignorance, le moyen de remédier à vos maux présents et celui d'éviter ceux qui pourraient venir. J'ai fait de mon mieux; faites-en autant, et nous y trouverons chacun notre récompense.

MANIÈRE DE CONSULTER CE LIVRE

Cet ouvrage est divisé en deux parties. La première comprend l'explication des phénomènes naturels qui président à l'action et à l'élaboration de nos aliments et boissons, et celle des maladies qui résultent pour nous de l'usage des choses nuisibles. La seconde contient, sous forme de dictionnaire, l'énumération des principales substances alimentaires et boissons, avec l'indication de leurs qualités et de leurs défauts.

La première partie est très importante à étudier pour pouvoir comprendre le reste de l'ouvrage; il faut donc la lire avec le plus grand soin. On trouvera, à la fin de cette première partie, une liste alphabétique des maladies qui s'y trouvent décrites; c'est sur cette liste qu'il faut chercher le nom de celle que l'on a et se reporter au paragraphe indiqué par les chiffres qui suivent ce nom, pour avoir l'explication de tout ce qui la concerne.

Les numéros placés entre parenthèses, dans tout le cours de cet ouvrage, indiquent les paragraphes, et non les pages, auxquels il est nécessaire de se reporter pour compléter l'article que l'on lit.

TABLE DES CHAPITRES

PREMIÈRE PARTIE

〜〜〜〜〜〜〜〜〜〜〜

DEUXIÈME PARTIE

DICTIONNAIRE DES ALIMENTS ET DES BOISSONS

CONCLUSION

PREMIÈRE PARTIE

CHAPITRE PREMIER

Définition, propriétés et classification des aliments et des boissons.

1. — **Définition des aliments.** — On entend par aliment toute substance qui, après avoir été bue ou mangée, est susceptible de fournir des matériaux propres à entretenir notre existence. Parmi les substances que nous introduisons dans notre estomac, il en est qui ne servent en rien à notre subsistance ; ce ne sont pas des aliments. Il faut, pour qu'une substance soit réputée aliment, qu'elle soit susceptible, après avoir subi le travail digestif, de faire partie de nous-même. Ainsi, la chair des animaux est un aliment, parce qu'après avoir été digérée, elle fait partie de notre chair à nous. La graisse est un aliment, parce que nous-mêmes possédons des parties grasses qui ont besoin d'être renouvelées au moyen de cette graisse. L'eau est un aliment, parce qu'il y a en nous une grande quantité d'eau dont une partie se perd chaque jour et qu'il faut remplacer. Le sel est un aliment, parce que tous nos organes en renferment plus ou moins. Mais bien que nous puissions mâcher et avaler de la craie, du papier, du chanvre, etc., ces substances ne sont pas des aliments, car ils ne fournissent rien à nos organes après que nous les avons mangés pour les soumettre à notre travail digestif, et en effet, ils sont rendus tels qu'ils ont été avalés ; il en est de même des noyaux de fruits, pépins, écorces, qui sont rendus en nature après avoir traversé le tube digestif ; tout le résidu de nos digestions, qui constitué les excréments, est formé par tout ce que nous avons mangé d'inutile avec nos aliments.

Beaucoup d'autres substances encore font partie de notre nourriture sans cependant servir à l'alimentation : tels sont la plupart des assaisonnements comme le poivre, la moutarde, le vinaigre, etc., dont nous ne faisons usage que pour flatter nos goûts ou exciter notre estomac, mais qui ne servent en rien à la réparation de nos organes. L'alcool, le thé, le café sont dans le même cas : ils ne font que traverser notre corps et sont rendus en nature, sans avoir été utilisés. En résumé, parmi les substances que nous mangeons ou buvons, toutes ne sont pas des aliments, et cette circonstance est fort importante à retenir, pour bien comprendre ce qui va suivre.

2. — Propriétés des aliments. — La propriété principale des aliments et qui leur est commune à tous, est de pouvoir servir à réparer les pertes subies par nos organes : les uns réparent les pertes subies par notre chair, d'autres celles qui sont faites par nos os, d'autres celles que subissent nos tissus graisseux, etc., etc. Mais outre cette propriété générale de répa-

ration, chacun en possède d'autres qui lui sont particulières. Tandis que certains aliments, par exemple,
sont dénués de toute saveur, et ne font qu'une im-
pression pour ainsi dire nulle sur le sens du goût,
d'autres, au contraire, sont doués d'un arôme spécial, ou bien d'une acidité plus ou moins forte, ou
d'une acreté particulière, qui produisent des sensations diverses sur notre langue et sur notre palais.

Les substances qui n'ont que peu ou point de goût,
telles que les farines, les viandes blanches, les œufs,
ne laissent pour ainsi dire aucune trace de leur passage sur les parties de notre corps qu'elles sont obligées de traverser pour être digérées, c'est-à-dire qu'elles
modifient peu ou point l'état des parties avec lesquelles
elles se trouvent en contact. Les substances de saveur
forte, au contraire, telles que les oignons, l'oseille,
les mets épicés ou vinaigrés, produisent immédiatement, sur les parties avec lesquelles on les met en
contact, une irritation qui se traduit par de la rougeur
et de la chaleur, et cette irritation persiste un temps
plus ou moins long après le passage de l'aliment irritant ; il se fait donc un certain changement dans l'état
naturel des organes, par suite du contact avec ceux-
ci, des aliments dont je parle : ce changement, d'a-
bord passager, finit ensuite par devenir permanent,
en sorte que celui qui ferait usage uniquement des
aliments à saveur faible ou nulle, n'altérerait que peu
ou point la structure naturelle de ses organes digestifs, tandis que celui qui ferait usage uniquement des
aliments à saveur forte, arriverait nécessairement à
détériorer ces mêmes organes.

Il est assez important de remarquer que ce sont
précisément les aliments dont la saveur est la plus
forte qui sont les moins nourrissants ; ainsi, la

viande, les œufs, le lait, les aliments farineux ou féculents tels que le pain, les pommes de terre, les haricots, etc., qui n'ont que peu de saveur, possèdent le pouvoir nourrissant le plus élevé, tandis que les fruits, l'oseille, les oignons, l'ail, et la plupart des légumes dont la saveur est très forte, ne possèdent qu'une très faible puissance réparatrice. Il semble donc que ce qui flatte le plus nos goûts, est précisément ce qui nous est le moins nécessaire.

Les substances alimentaires de saveur forte peuvent devoir celle-ci à des principes différents et qui sont, soit des acides, soit des principes aromatiques ou des essences. Parmi les aliments qui doivent leur saveur à un acide plus ou moins fort, je citerai les fruits, l'oseille ; parmi ceux qui la doivent à un principe aromatique, je citerai la carotte, l'oignon, l'ail, le persil, le cerfeuil, etc. Certaines substances, comme le raifort, la graine de moutarde, ne développent leur principe aromatique qu'au contact de l'eau ; certains poissons, comme la sardine, le hareng, la morue, possèdent des principes particuliers de nature irritante, et on retrouve dans le gibier, la trace des principes aromatiques contenus dans les plantes dont se nourrissent les animaux sauvages tels que le chevreuil, le lièvre, etc.

3. — **Classification des aliments.** — Au point de vue théorique, on classe les aliments selon la nature des matériaux qu'ils sont censés fournir à notre organisme ; je reviendrai sur cette classification en son temps et lieu ; mais au point de vue pratique, et surtout au point de vue spécial des maladies causées par l'usage ou l'abus des aliments, il faut classer ceux-ci en deux groupes principaux, selon l'effet que produit leur contact sur ceux de nos organes qui ont pour mission de les élaborer. Ainsi que nous l'avons vu plus haut, les uns sont peu ou point irritants, tandis que les autres le sont plus ou moins; parmi ces derniers, les uns sont irritants à cause des acides qu'ils renferment, les autres parce qu'ils contiennent ou produisent des essences aromatiques. Il y a donc lieu d'établir deux groupes principaux d'aliments : 1° les *Aliments non irritants*; 2° les *Aliments irritants*, lesquels se divisent à leur tour en *Acides* et *Aromatiques*.

Cette classification s'applique aussi aux boissons. Celles-ci doivent être divisées en : 1° *Boissons non irritantes*; 2° *Boissons irritantes*, qui se subdivisent non-seulement en *Acides* et en *Aromatiques*, mais encore en *Alcooliques*. Les boissons non irritantes sont l'eau naturelle, le lait, l'eau d'orge, l'eau panée, les tisanes de graine de lin, de mauve, etc. Les boissons acides sont les boissons faites avec des fruits, les sirops de fruits, la limonade, l'orangeade, etc. Les boissons aromatiques sont la bière, le thé, le café, etc. Enfin les boissons alcooliques sont celles qui renferment de l'alcool ou des produits éthérés, comme le vin, le cidre, la bière; presque toujours obtenues par fermentation, elles ont non-seulement la propriété d'irriter directement les organes avec lesquels on les met en contact, mais elles exercent aussi une influence particulière sur tout l'organisme, par suite de l'alcool qu'elles renferment et qui va imprégner tous les organes en exerçant sur eux des modifications toutes spéciales, différentes de celles qui résultent d'une simple irritation locale ; nous aurons soin d'étudier ces modifications en leur lieu et place.

4. — **Des assaisonnements.** — Nous avons vu plus haut que le pouvoir nourrissant des aliments semblait diminuer au fur et à mesure que leur goût devenait de plus en plus prononcé. Nous trouvons, dans les assaisonnements, des substances d'une saveur plus forte encore, mais les propriétés nourrissantes y sont nulles ou à peu près : le poivre, la moutarde, le vinaigre, etc., ne fournissent rien à notre organisme, et ne font qu'exciter fortement nos organes digestifs. Les assaisonnements, comme les aliments irritants, doivent leurs propriétés, soit à des acides, soit à des substances aromatiques. Ils rentrent, par conséquent, dans la classification établie ci-dessus.

Après nous être ainsi rendu compte de la nature, des propriétés et des usages des diverses substances que nous faisons habituellement pénétrer dans notre estomac, il faut maintenant nous préoccuper de savoir par suite de quel mécanisme elles peuvent traverser notre corps, et quelles sont les transformations qu'elles ont à y subir, pour pouvoir s'incorporer à notre propre substance. C'est ce qui fera l'objet du chapitre suivant.

CHAPITRE II

Explication des phénomènes de la digestion et de la nutrition.

5. — Idée générale de l'appareil digestif. — On entend par *Appareil digestif* l'ensemble des organes qui transforment les aliments de manière à rendre ceux-ci susceptibles d'être incorporés à notre propre substance. Cet appareil se compose d'un long tube qui commence à la bouche et se termine à l'anus, sur le parcours duquel se trouvent divers organes sécréteurs ou glandes, chargés de fournir les sucs nécessaires à la transformation des aliments. Ceux-ci, pendant le parcours qu'ils exécutent dans l'intérieur du tube digestif, sont dépouillés de tous leurs principes nourrissants, et la partie qui n'a pu être utilisée est rejetée au dehors.

6. — L'œuvre commencée dans le tube digestif, ou *Digestion*, est ensuite continuée dans d'autres appareils qui ne sauraient être considérés autrement que comme des compléments de l'appareil digestif. Les vaisseaux qui reçoivent les produits de la digestion transformés en sang, et le cœur qui fait circuler celui-ci dans toutes les parties du corps, constituent l'*Appareil circulatoire* ; les poumons qui sont chargés de vivifier et d'épurer le sang au contact de l'air, constituent avec leurs accessoires l'*Appareil respiratoire* ; enfin, l'*Appareil urinaire* a pour fonction de rejeter au dehors ce qui a servi.

7. — Le but final auquel tendent toutes ces fonctions est de nourrir le corps tout entier et se nomme *Nutrition*. Celle-ci comprend deux actes principaux : incorporer ce qui est nécessaire, c'est l'*Assimilation* ; enlever ce qui a besoin d'être remplacé, c'est la *Désassimilation*.

Nous allons examiner avec quelques détails dans ce qui va suivre, les organes et les fonctions dont je viens de parler.

8. — **Bouche.** — Après avoir été saisis par les lèvres, les aliments pénètrent dans la bouche ; s'ils sont liquides, ils ne font que traverser celle-ci, s'ils sont solides, ils y subissent un temps d'arrêt pour être coupés, déchirés ou broyés par les *Dents*. Pendant cette opération, nommée *Mastication*, les aliments sont humectés par la *Salive*, qui est alors sécrétée en abondance par les six *Glandes salivaires* ; puis les aliments sont réunis sur la langue en une sorte de boule nommée *Bol alimentaire*, et de là précipités dans la gorge, au moyen d'un mouvement rapide et énergique qui constitue la *Déglutition*.

9. — **Estomac.** — De la gorge, le bol alimentaire descend dans un conduit nommé *Œsophage*, qui se trouve placé derrière celui par lequel on respire, et qui s'ouvre dans l'*Estomac*. L'estomac est une sorte de poche de capacité très variable, selon qu'elle est vide ou pleine, selon l'âge et selon les personnes ; ayant la forme d'une cornemuse dont la grosse extrémité est placée à gauche et la petite à droite ; à chacune de ces extrémités correspond un orifice ; celui de gauche se nomme *Cardia*, celui de droite *Pylore*,

10. — Les aliments séjournent dans l'estomac pour y subir une seconde trituration, pendant laquelle ils reçoivent le *Suc gastrique* et la *Pepsine*, fabriqués l'un et l'autre par de petites glandes situées dans dans les parois même de cet organe. Les aliments subissent alors une transformation d'ordre chimique : la salive qui a été mélangée aux aliments triturés dans la bouche, puis avalée par ceux-ci, transforme les aliments farineux tels que pain, farines, pommes de terre, etc., en matière sucrée ; le suc gastrique et la pepsine attaquent les aliments azotés, tels que les viandes, le blanc d'œuf, le fromage, etc., et les convertissent en *Peptones*. Lorsque ces diverses réactions, qui ont pour effet de transformer les matières alimentaires solides en une sorte de bouillie très claire nommée *Chyme*, sont achevées, les aliments liquéfiés franchissent le pylore et arrivent dans l'intestin grêle.

11. — L'intestin grêle. — Cet intestin, qui fait suite à l'estomac, est un long tube ou boyau, enroulé dans la partie centrale de la cavité du ventre, et dont la longueur représente, à elle seule, quatre fois celle du reste du tube digestif. Il est placé, ainsi que l'estomac, entre les deux feuillets d'une membrane mince et transparente appelée *Péritoine*, qui sert à le fixer dans sa position, tout en lui permettant cependant des mouvements assez étendus.

12. — En parcourant la première portion de l'intestin grêle, la bouillie alimentaire, qui vient de quitter l'estomac, reçoit d'une glande nommée *Pancréas*, le *Suc pancréatique*, qui continue la réaction commencée par la salive, et attaque en outre les matières grasses telles que huiles, beurre, graisse, etc., de façon à transformer celles-ci en une sorte de lait ;

presque en même temps, la *Bile*, formée par le foie, vient s'ajouter au liquide précédent ; elle achève la transformation des substances grasses, et restant mélangée au résidu de la digestion, elle servira en-suite à empêcher que les matières qui doivent séjour-ner dans le reste du tube digestif pour être rejetées au dehors, ne se corrompent et ne se putréfient avant leur sortie.

13. — Après avoir reçu le suc pancréatique et la bile, les substances alimentaires, presque liquéfiées, se trouvent séparées en deux parties : l'une appelée *Chyle*, qui a l'aspect et la couleur du lait, se compose de tout ce qui est susceptible d'être utilisé pour l'en-tretien de nos organes, et se trouve absorbée, comme pompée, par les petites saillies qui hérissent toute la surface de l'intestin grêle pour de là passer dans les petits vaisseaux qui rampent dans l'épaisseur de ces saillies ; l'autre partie, composée de ce qui ne peut être utilisé, forme le déchet, et après avoir parcouru toute l'étendue de l'intestin grêle, grâce aux mouve-ments ondulatoires de celui-ci, pénètre dans le gros intestin, après avoir traversé un orifice disposé de telle sorte que les matières qui l'ont franchi ne peu-vent plus revenir en arrière.

14. — **Gros intestin.** — Il commence dans la partie inférieure du flanc droit, d'où il remonte jus-qu'au-dessous du foie pour passer horizontalement sous l'estomac, et redescendre ensuite verticalement du côté gauche de la cavité du ventre, puis il parcourt la partie postérieure du bassin où il prend le nom de *Rectum*, et se termine par un orifice nommé *Anus*.

15. — Cet intestin, beaucoup moins long, mais plus large que l'intestin grêle, reçoit le résidu de la digestion, qui prend le nom de *Matières fécales*.

Lorsque les mouvements contractiles du gros intestin, dont l'effet est secondé par la présence des glaires ou mucosités qui tapissent naturellement les parois de celui-ci, on fait parvenir les matières fécales dans la dernière portion de leur parcours, celles-ci se trouvent expulsées au dehors au moyen d'un acte qui constitue la *Défécation*.

16. — Foie. — Cet organe volumineux qui occupe toute la partie supérieure droite de la cavité du ventre, a une organisation qui est très compliquée, parce qu'il a des fonctions multiples. C'est lui qui fabrique la bile dont nous avons déjà parlé (12) ; ce liquide si important s'accumule, entre les repas, dans un réservoir nommé *Vésicule du fiel*, où il se concentre et prend une amertume plus prononcée, pour en sortir pendant le travail de la digestion, mélangé à la bile de formation récente.

17. — Mais là ne se borne pas le rôle du foie. Nous avons vu que les vaisseaux qui rampent dans l'épaisseur des saillies de l'intestin grêle, absorbent toute la partie utilisable des substances digérées ; ces vaisseaux sont de deux sortes : les uns, nommés *Vaisseaux chylifères*, font partie du système lymphatique (21) et absorbent les matières grasses transformées par la digestion, en une sorte de lait ; les autres sont des veines qui se réunissent successivement les unes aux autres, de manière à former un conduit unique nommé *Veine porte*, qui se rend au foie et transporte dans cet organe la partie des substances digérées qui n'a pas été absorbée par les vaisseaux chylifères. Ces substances traversent donc le foie mélangées au sang qui circulait dans les ramifications de la veine porte, et là elles subissent des transformations très importantes, dont la principale est la formation d'une sorte de sucre appelé *Glycose*, lequel existe en grande quantité dans le sang qui sort du foie à la suite de l'accomplissement de chaque digestion. Cette fonction du foie se nomme *Fonction glycogénique*, c'est-à-dire fonction au moyen de laquelle se forme du sucre, et ce sucre, qui va se consumer dans l'épaisseur de nos organes, est ainsi la principale source de la chaleur naturelle du corps, chaleur dont le maintien est indispensable à la vie.

18. — **Sang.** — Les produits de la digestion reçus par les chylifères sont versés par ceux-ci dans un vaisseau sanguin placé sous l'aisselle droite, et passent ainsi dans la masse du sang. Les produits qui ont été absorbés par les ramifications de la veine porte, après avoir passé par le foie, sortent de cet organe mélangés au sang qui les transporte dans un gros vaisseau sanguin qui se rend au cœur, en sorte que ces deux organes si importants, le foie et le cœur, se trouvent en communication directe l'un avec l'autre. Après être ainsi parvenus dans la masse du sang par deux voies différentes, les produits de la digestion se mélangent avec ce liquide, et se transforment eux-mêmes en sang.

19. — Le sang est un liquide contenant en suspension une infinité de petits corpuscules microscopiques nommés *Globules rouges du sang*, qui donnent à celui-ci sa coloration, et quelques *Globules blancs*, infiniment moins nombreux. Le sang se coagule à l'air en donnant naissance à un *Caillot* formé par la fibrine; ce caillot en se formant, retient les globules emprisonnés dans ces mailles, et les sépare ainsi de la partie liquide du sang ou *Sérum*; ce liquide de couleur jaune renferme surtout de l'eau et des sels; ces derniers sont principalement constitués

par le carbonate et le phosphate de soude, c'est pourquoi le sang est alcalin (45) et non acide. Outre ces
deux sels, le sang renferme, comme substances minérales, du *Fer* qui se trouve faire partie des globules
rouges, et aussi un autre métal, le *Manganèse*, mais
celui-ci en quantité moindre.

20. — Le sang circule dans tous les organes, et
les pénètre intimement dans leurs plus petites parties; c'est le *Cœur*, muscle creux d'une grande énergie, qui est chargé de le lancer avec la force nécessaire
dans les vaisseaux qui le renferment. Les vaisseaux
qui transportent le sang du cœur aux différents organes se nomment *Artères*; ceux qui l'y ramènent
se nomment *Veines*. Les veines font suite aux artères, dans l'épaisseur intime des organes, au moyen
de petits canaux microscopiques appelés *Vaisseaux
capillaires*, à travers les parois minces et délicates
desquels le sang cède aux organes les matériaux
nourriciers dont ceux-ci ont besoin, et reprend en
échange ce qui ne peut plus servir. Après avoir accompli cette double fonction qui constitue l'*Assimilation* et la *Désassimilation*, le sang, de rouge
vermeil qu'il était en partant du cœur, devient presque noir, et c'est dans cet état qu'il retourne à cet
organe.

21. — *Lymphe.* — Il existe, indépendamment
des vaisseaux dans lesquels circule le sang, une autre
sorte de canaux contenant un liquide incolore, nommé
Lymphe, et que pour cette raison on appelle *Vaisseaux lymphatiques*. Ces vaisseaux, qui forment des
réseaux à mailles très nombreuses et très fines près
de la surface de la peau et des autres membranes qui
tapissent les organes creux, existent aussi dans l'é-
paisseur de tous les organes; ils présentent, de

distance en distance, des renflements appelés *Gan-glions*, ou *Glandes lymphatiques*. Les *Vaisseaux chylifères*, dont nous avons indiqué la fonction spéciale (17), font partie de ce système de vaisseaux. Tous ces vaisseaux communiquent entre eux, et aboutissent à un canal plus considérable, appelé *Canal thoracique*, qui vient déboucher sous l'aisselle droite dans un vaisseau sanguin. La lymphe, dont les usages et les maladies ont été jusqu'ici assez mal interprétés, a été considérée comme une sorte de *Sang blanc*.

22. — **Voies respiratoires.** — Pour que le sang noir qui revient au cœur, recouvre ses qualités bienfaisantes, il est nécessaire qu'il vienne se purifier et se régénérer au contact de l'air. C'est pourquoi le sang noir, aussitôt arrivé dans le cœur, est envoyé par celui-ci dans les *Poumons*, et là se répand dans les parois minces et délicates des *Cellules pulmonaires*. Dans ces cellules se trouve l'air introduit par la respiration, et à travers le mince tissu de la cellule, se fait l'échange de la portion vivifiante de l'air, ou *Oxygène*, contre l'*Acide carbonique*, la *Vapeur d'eau*, et les *Matières organiques*, que le sang rapporte des organes qui les ont rejetés. Le sang, après s'être débarrassé de ces diverses substances et avoir absorbé l'oxygène de l'air, devient alors rouge vermeil et retourne au cœur, pour y être lancé de nouveau dans toutes les parties du corps.

23. — L'introduction de l'air dans les poumons a lieu au moyen de la dilatation des côtes et des muscles qui entourent de toutes parts et ferment complètement la cage que forme la poitrine; c'est l'*Inspiration*. L'air sort par le fait d'un relâchement en sens conraire; c'est l'*Expiration*. Ce double mouvement a

lieu environ dix-huit fois par minute ; il se trouve
facilité par les *Plèvres*, qui sont deux feuillets lisses
et humectés d'un liquide onctueux, glissant l'un
contre l'autre, et appliqués le long des parois inté-
rieures de la poitrine d'une part, et des poumons de
l'autre.

24. — Pendant l'inspiration, l'air traverse d'a-
bord les narines et les fosses nasales, où se trouvent
des poils destinés à arrêter les poussières, insectes et
autres corps étrangers. Puis il traverse l'arrière-
gorge, et pénètre dans le *Larynx*, ou organe de la
voix, à travers une ouverture nommée *Glotte*, qu'une
soupape appelée *Épiglotte*, maintient bouchée lors
de la déglutition des aliments et des boissons (8),
afin que ceux-ci ne pénètrent pas dans les voies respiratoires. Du larynx, l'air passe dans la *Trachée*,
sorte de tuyau toujours béant situé au devant de
l'œsophage (9), et qui se bifurque en deux branches
nommées *Bronches*, dont chacune va se rendre au
poumon correspondant, et s'y subdivise, comme un
arbre et ses branches, en une foule de ramifications
qui se terminent finalement aux *Cellules pulmonaires* (22).

25. — **Voies urinaires.** — Tous les matériaux
devenus impropres à l'usage, ne sortent pas par les
voies respiratoires : il n'y a que les produits gazeux
ou volatils qui peuvent prendre cette issue. Tout le
reste est éliminé par les *Reins*, ou rognons, qui sont
situés dans la région du même nom, et de là passe
dans la *Vessie*, pour y séjourner jusqu'à ce que le
besoin d'uriner fasse contracter celle-ci : elle expulse
alors son contenu qui est rejeté au dehors après avoir
traversé le canal de l'*Urèthre* ; cette fonction se nomme
la *Miction*. Les produits éliminés par les urines

2

sont l'urée, l'acide urique, différentes substances analogues qui sont au corps humain ce que les cendres sont à un foyer, des sels, de l'eau, et quelques matières colorantes.

26. — *La Peau* jouit d'une fonction analogue à celle des poumons et des reins ; elle est le siège d'échanges respiratoires gazeux en tout semblables à ceux des poumons, et la sueur est un liquide à peu près de la même nature que l'urine.

CHAPITRE III

Description des maladies causées par l'usage des aliments et des boissons.

27. — **Effet général des aliments irritants.** — Dans le chapitre précédent, nous avons vu que les aliments et les boissons avaient un long parcours à effectuer dans l'intérieur du tube digestif ; or, pendant ce trajet, ils se trouvent en contact permanent avec la surface libre de ce tube, et cette surface se trouve constituée par ce qu'on appelle une *Muqueuse*, c'est-à-dire une peau sans épiderme, très délicate, très sensible, très riche en vaisseaux, et par conséquent très facile à irriter, puisque c'est en quelque sorte une peau qui serait à vif, si je puis m'exprimer ainsi. Tant qu'on n'introduit dans le tube digestif que des aliments de la première classe (3) c'est-à-dire n'ayant que peu ou point de goût par eux-mêmes, la présence de ces aliments dans le tube digestif, n'a d'autre effet que de produire une excitation légère qui se dissipe très rapidement dès que le travail digestif est accompli. Mais il n'en est plus de même lorsqu'on fait usage des aliments de la seconde classe, c'est à dire jouissant de propriétés irritantes, soit par eux-mêmes, soit à cause des assaisonnements qui servent à les apprêter ; dans ces circonstances, il se produit une irritation plus ou moins vive des voies digestives, laquelle persiste plus ou moins longtemps après le passage des aliments, et qui finit par devenir permanente et dégénère en inflammation chronique et habituelle, pour peu qu'on fasse simplement un usage quotidien des aliments dont je parle. Si cet usage dégénère en abus, et si on joint à cela l'emploi des boissons fermentées (vin, bière, cidre, etc.,) il en résulte un état maladif, d'abord localisé aux voies digestives, mais qui ne tarde pas à s'étendre à la plupart des autres appareils organiques du corps ; de là cette situation, qui, débutant par ce qu'on appelle des malaises, finit par aboutir à une affection organique presque toujours mortelle lorsque l'on n'a pas soin d'y remédier à temps. L'inflammation des organes de la digestion est en effet par elle même ou par ses suites, la cause du plus grand nombre de nos maladies. Dans un mémoire adressé en 1869 à l'Académie de médecine, j'avais démontré déjà que la plus grande partie des décès des enfants âgés de moins d'un an, reconnaissait pour cause l'inflammation des voies digestives sous une forme ou sous une autre. Mais cette cause de maladies fait tout autant de victimes aux autres âges de la vie. Nous allons étudier les effets de cette inflammation dans chacun des groupes d'organes qui constituent notre corps.

28. — **Bouche.** — L'inflammation produite par l'effet des boissons et des aliments irritants, se fait toujours sentir plus ou moins sur les différents organes contenus dans la bouche ; et l'on peut dire que toutes les fois que celle-ci est enflammée, l'estomac l'est aussi.

L'*Acidité de la bouche*, les *Aigreurs* qui remontent de l'estomac, la *Rougeur*, la *Cuisson* de la langue, des lèvres et des gencives, la présence des *Aphthes*, une *Langue chargée*, une *Bouche mauvaise*, des *Gencives saignantes*, douloureuses, enflammées, des *Crachements* fréquents de matière jaunâtre ou de glaires venant de la gorge, sont les signes d'une inflammation à laquelle il faut remédier (88).

La maladie appelée *Scorbut* et dans laquelle les gencives sont molles et saignantes, n'est autre chose qu'une inflammation des voies digestives avec maladie du sang, lequel se trouve altéré par suite du mauvais fonctionnement du foie, cet organe ne donnant plus aux aliments digérés les qualités voulues.

Le *Muguet*, caractérisé par la présence d'un pointillé blanc sur la langue et sur les gencives, est une inflammation particulière aux enfants débiles et aux personnes affaiblies (88).

Il ne faut jamais négliger de traiter les maladies inflammatoires de la bouche, car à la longue, celles-ci peuvent dégénérer en affections plus graves, telles que le *Cancer* qui siège ordinairement sur la langue ou sur les lèvres.

L'inflammation causée par l'usage ou l'abus des boissons et aliments acides ou irritants se fait sentir d'une façon très fâcheuse sur les *Dents*. C'est elle qui les fait gâter et qui produit la *Carie dentaire*; c'est elle qui cause l'inflammation des alvéoles, qui produit la *Chute des dents*, ainsi que la plupart des *Névralgies dentaires* appelées *Maux de dents*; enfin, les *Abcès des gencives*, les *Fluxions* en sont la conséquence ordinaire. Il est certain que l'acidité habituelle des liquides de la bouche rend les dents malades, et produit sur celles-ci une sensation dite *Agacement*, lorsqu'elle est très prononcée (88).

29. — Gorge. — L'inflammation des voies digestives prédispose aux maux de gorge ou *Angines*,
appelés aussi *Amygdalites, Esquinancie*. Mais c'est
surtout l'*Angine granuleuse* qui en est la conséquence la plus ordinaire. Cette maladie caractérisée
par la présence de petites saillies ou granulations dans
le fond de la gorge, est parfois très gênante à cause
de la sensation pénible de gêne et de sécheresse qu'elle
occasionne dans l'arrière-gorge (89).

Le relâchement ou *Chute de la luette*, ainsi que le
gonflement habituel des amygdales, sont encore une
des conséquences de l'état inflammatoire des voies
digestives (89).

La sensation de *Boule à la gorge*, ainsi que la
sensation d'une *Corde tendue* entre la gorge et l'estomac, sont des signes de gastrite (30).

30. — Estomac. — C'est principalement sur cet
organe que se fait sentir l'effet pernicieux de tous les
irritants dont nous faisons usage pour l'alimentation.
C'est dans l'estomac en effet que séjournent le plus
longtemps les aliments et les boissons, et lorsqu'ils y
arrivent, ils n'ont rien pu perdre encore de leurs qualités nuisibles. De l'estomac, l'inflammation s'étend
ensuite aux autres parties de l'appareil digestif; elle
remonte vers la bouche, descend dans l'intestin et
s'étend vers le foie (90).

Les symptômes éprouvés par les personnes dont
l'estomac est malade sont extrêmement variés, très
différents les uns des autres, selon les malades, et
beaucoup d'entre eux ne semblent avoir aucun rapport avec cet organe, parce qu'il se font sentir en des
points éloignés de celui-ci. La plupart du temps, la
Digestion est *difficile*, il y a des *Renvois*, des *Aigreurs* qui remontent à la gorge, des *Pesanteurs* au

creux de l'estomac, quelquefois du *Hoquet*, d'autres
fois une sensation de chaleur ou de *Brûlures au
creux de l'estomac*. Dans les cas plus graves, il
existe des *Nausées* ou *Maux de cœur*, des *Vomissements* d'aliments, de bile ou de glaires, des *Eaux* qui
remontent à la gorge, de la *Pituite* le matin.

Les *Maux d'estomac*, quelquefois très violents,
n'existent cependant pas toujours, non plus que les
Crampes d'estomac, les *Spasmes* ou secousses au
creux de l'estomac. Les malades ressentent assez souvent des *Points au cœur*, ou entre les côtes, ce qui
les inquiète généralement beaucoup, parce qu'ils se
croient alors atteints d'une maladie du cœur ou autre
affection grave. Ils sont sujets aux *Vertiges, Étour-
dissements, Éblouissements, Tintements d'oreille*
ou bien ils éprouvent comme un *Vide dans la tête*,
croient que leur mémoire s'affaiblit, et se plaignent
de ne pouvoir fixer leur attention sur les travaux de
tête.

Les *Baillements* répétés, l'*Assoupissement* après
les repas, les *Battements* au creux de l'estomac, la
Gêne de la respiration, les *Cauchemars* pendant le
sommeil, un certain état d'agacement général avec
Irritabilité, Humeur difficile, tendance à la *Tristesse*, sont encore des symptômes propres à ce genre
de maladies.

Enfin la *Migraine*, des *Maux de tête* habituels,
certaines *Névralgies* sont causées par l'inflammation
de l'estomac et ne guérissent que lorsqu'on traite celle-
ci d'une façon convenable.

Tels sont les principaux symptômes des maladies
appelées *Gastrite, Gastralgie, Dyspepsie*, qui toutes
ne sont que des inflammations plus ou moins anciennes de l'estomac, causées par l'usage ou l'abus

des assaisonnements épicés, des acides, des aliments irritants et des boissons fermentées. Le premier degré de la gastrite est l'*Embarras gastrique*, maladie ordinairement passagère et qui est caractérisée par le *Manque d'appétit*, la *Bouche amère*, pâteuse, la *Langue chargée*, avec ou sans *Fièvre* ou *Courbature* (90).

La gastrite s'accompagne généralement d'une *Dilatation de l'estomac*, parce que nous avons l'habitude de manger beaucoup en une seule fois, c'est-à-dire de faire un petit nombre de repas chaque jour. La capacité de l'estomac s'en trouve accrue, mais cet organe étant ainsi surmené au moment des repas, devient inerte et paresseux dans l'intervalle de ceux-ci ; il se laisse alors distendre par les *Gaz* qui produisent du *Ballonnement*, des *Renvois* gazeux, des *Gargouillements.*

Les *Indigestions* sont également causées par le mauvais état dans lequel nous mettons notre estomac avec les excitants de toute nature (90).

Je signalerai comme aboutissant et conséquence des maladies inflammatoires anciennes de l'estomac, l'*Ulcère simple* de l'estomac, caractérisé par des douleurs violentes au creux de cet organe, une sensation de brûlure, de fer rouge, des renvois de liquide très acide et souvent des *Vomissements de sang* ; enfin le *Cancer* de l'estomac qui siège le plus souvent au *Pylore* (9).

Lorsque le foie et l'estomac sont simultanément enflammés, la maladie prend le nom de *Gastrohépatite*, et le teint est ordinairement d'une couleur jaune plus ou moins foncée.

Enfin, j'ajouterai, pour terminer, que dans les inflammations de l'estomac la constipation est plus fréquente que la *Diarrhée*.

La sensation de la *Faim* est très variable dans les maladies de l'estomac ; elle est, en général, plutôt augmentée ou conservée que diminuée, sans doute parce que les aliments étant mal digérés, ne portent pas profit. Dans l'état de santé, on devrait toujours rester sur son appétit, car la sensation de la faim n'est pas éteinte aussitôt que notre estomac a reçu le nécessaire ; nous continuons de manger encore, bien que nous n'en ayons plus besoin ; de là aussi une cause de maladies.

31. — **Foie**. — C'est, après l'estomac, l'organe le plus souvent lésé par les vices de notre alimentation. Il est d'abord simplement atteint de *Congestion*, puis l'inflammation s'y développe et constitue l'*Hépatite* ; l'estomac étant pour ainsi dire toujours enflammé en même temps que le foie, c'est *Gastro-hépatite* qu'il faut dire dans la majorité des cas. Outre les symptômes énumérés à l'article *Estomac* (30), et qui peuvent se montrer aussi lorsque le foie est enflammé, on constate plus particulièrement comme symptômes particuliers aux maladies du foie, l'*Oppression* après les repas ou en marchant, la tendance aux *Défaillances*, aux *Evanouissements*, le *Mal de tête* sourd et habituel, le *Teint jaunâtre*, les *Hémorrhoïdes*, les *Crachements de sang* provenant de la langue, des gencives ou de la gorge ; un état nerveux plus ou moins prononcé avec tendance à l'*Hypochondrie*. Les matières fécales sont plus ou moins décolorées, quelquefois entièrement blanches ; mais il faut, pour s'en apercevoir, supprimer l'usage du vin. Enfin des taches jaunâtres, comme cuivrées, peuvent se montrer sur la peau en diverses régions du corps (91).

L'inflammation du foie, lorsqu'elle est violente, peut se terminer par la formation d'un *Abcès*, circonstance fâcheuse. D'autrefois elle aboutit à diverses dégénérescences du foie, dont la plus fréquente est la *Cirrhose*, et il se produit alors une *Hydropisie* du ventre ou *Ascite*, circonstance qui indique que la circulation du sang ne s'effectue plus que très difficilement par le foie.

Presque tout le sang qui revient des organes situés au-dessous du foie, étant obligé de passer par ce dernier, la circulation de ce liquide se trouve nécessairement entravée lorsque le foie est congestionné ou engorgé, et il se trouve alors obligé de séjourner plus que de raison dans les parties inférieures du corps ; les reins, la vessie, la prostate, le canal de l'urèthre, le rectum, se congestionnent à leur tour, d'où l'albuminurie et autres maladies du rein, l'engorgement et l'hypertrophie de la prostate et des parois de la vessie, les rétrécissements du canal de l'urèthre, les pertes séminales, l'incontinence ou la rétention d'urine, les hémorrhoïdes, etc., etc. Les varices des jambes, la transpiration fétide des pieds n'ont généralement pas d'autre cause qu'un état congestif du foie.

Enfin, les organes situés au dessus, tels que poumons, cerveau, se congestionnent aussi par suite des efforts faits par le cœur pour lutter contre l'obstacle que lui oppose le foie.

Le *Diabète* est une maladie causée par l'irritation du foie. Dans l'état ordinaire, celui-ci fabrique une certaine quantité de sucre appelé *Glucose*, par la transformation qu'il fait subir aux matières féculentes, principalement après la digestion. Mais sous l'influence des irritants contenus dans nos aliments et nos boissons, cette production de sucre peut augmenter dans des proportions considérables et elle constitue alors la maladie appelée *Diabète sucré* (91).

Les accès de *Colique hépatique*, causés par l'issue à travers les conduits biliaires de petites pierres ou graviers qui s'y sont formés et qui causent parfois des souffrances atroces, sont encore une des conséquences de l'inflammation du foie. Les vaisseaux de cet organe gorgés de sang et congestionnés par cette inflammation, absorbent la partie liquide de la *bile*; celle-ci s'épaissit, et ses parties solides finissent par se déposer sous forme de graviers que l'on peut retrouver dans les garderobes après les accès (91).

32. — **Intestins.** — L'inflammation de ces organes n'est pas toujours la conséquence de celle de l'estomac, mais elle est presque toujours causée par l'effet des aliments ou des boissons. Les symptômes auxquels elle donne lieu sont les *Coliques*, la *Diarrhée* ou la *Constipation*, des *Vents* ou *Gaz* donnant lieu à des *Gargouillements* à du *Ballonnement*. Lorsque l'inflammation siège dans la partie du gros intestin qui occupe le flanc droit, elle prend le nom de *Typhlite*, *Pérityphlite*, et peut donner lieu à la formation d'abcès quelquefois mortels (92).

L'inflammation du gros intestin s'accompagne généralement de constipation assez opiniâtre, les excréments sont couverts de *Mucosités* épaisses, quelquefois de pus, de sang.

Lorsqu'elle occupe l'anus, elle se présente sous forme de *Cuissons, Rougeurs, Suintement irritant, Fissures, Fistules*, le tout assez souvent précédé suivi ou accompagné d'*Abcès* ou d'*Hémorrhoïdes*.

Dans la grande majorité des cas, la *Constipation*

(90), est produite par une inflammation de l'intestin. Les vaisseaux sanguins congestionnés et enflammés, absorbent rapidement toute l'eau contenue dans les excréments; ceux-ci, durs et desséchés, ne peuvent plus cheminer.

Il faut se rappeler que les viandes de porc mal cuites, peuvent renfermer des germes de *Trichines* ou de *Ver solitaire*, lesquels se développent très facilement dans les intestins de l'homme. Il faut donc faire cuire ces viandes avec soin. Les autres viandes mangées crues ou trop peu cuites, ainsi que les fruits, peuvent donner lieu au développement d'autres espèces de vers intestinaux.

Les maladies des intestins influent souvent d'une manière fâcheuse sur le moral. Les malades sont ordinairement portés à la tristesse, à la mélancolie, ils se croient atteints d'affections plus graves ou différentes de celles qu'ils ont, et offrent généralement un ensemble de troubles qui font assez souvent méconnaître leur maladie véritable; on les traite alors pour des maladies nerveuses, sans s'occuper des intestins qui sont cependant alors la seule cause du mal.

33. — **Voies génito-urinaires.** — Ainsi que je l'ai déjà expliqué précédemment, les organes situés au-dessous du foie se congestionnent et s'enflamment à leur tour, lorsque cet organe est lui-même congestionné et enflammé, à cause de la difficulté que le sang éprouve à passer par le foie pour remonter vers les parties supérieures. Le rein, la prostate, la vessie, le canal de l'urèthre, la matrice, les veines du rectum se congestionnent ou s'enflamment, et on voit alors se produire l'inflammation du rein ou *Néphrite*, *Albuminurie*, *Maladie de Bright*, affection caractérisée par la présence de l'albumine dans les urines, qui alors deviennent mousseuses ; les accès de *Colique néphrétique* causés par la *Gravelle* dont la formation se fait dans le rein, comme celle des calculs biliaires dans le foie (31) ; les engorgements, inflammations, abcès et hypertrophie de la *Prostate*, les *Inflammations de la Vessie* ou *Cystite*, avec *Incontinence* ou *Rétention d'urine* ; l'accroissement ou le développement des *Rétrécissements* du canal de l'urèthre (96 bis) ; chez la femme, les *Engorgements de Matrice* avec *Pertes* de sang ou de matières, *Flueurs blanches*, *Maux de Reins* et *Pesanteurs* dans le bas-ventre (96 bis) ; enfin les *Hémorrhoïdes*, les *Abcès* de l'anus, et les *Varices* des membres inférieurs. C'est à la même cause qu'il faut attribuer les *Pertes séminales* et les *Érections involontaires* (96 bis).

Les affections du foie et les maladies des voies digestives conduisent à l'*Impuissance*, principalement ceux qui ont fait des excès.

34. — **Respiration**, *Voies respiratoires*. — Les organes de la voix, le *Larynx*, participent fréquemment aux inflammations du tube digestif. En effet, les vaisseaux du larynx et de la trachée qui sont les conduits par où l'on respire, communiquent avec les vaisseaux de l'œsophage, qui est le conduit par où les aliments descendent à l'estomac. Il n'est donc pas étonnant que lorsque ces derniers vaisseaux sont congestionnés par l'inflammation, ceux du larynx et de la trachée le soient aussi. Il en résulte alors de l'*Enrouement*, une voix éraillée, rauque, et parfois une *Extinction de voix* complète. C'est un fait facile à observer chez tous les buveurs. Le régime de nourriture a donc une grande influence sur l'état de la voix, et les chanteurs qui voudront conserver la leur, feront bien de s'inspirer des recommandations faites dans cet ouvrage, en s'abstenant d'aliments irritants et de boissons acides ou fermentées, ou tout au moins en en combattant les mauvais effets, comme il sera indiqué plus loin (93).

Les organes de la voix ne sont pas les seuls à ressentir l'influence des irritants pris par l'estomac. Les bronches sont souvent enflammées par le passage des vapeurs de l'alcool renfermé dans les boissons ou les liqueurs que nous buvons, et qui s'échappent par les voies respiratoires, ainsi qu'on peut s'en assurer par l'odeur de l'haleine. Cet alcool en traversant les bronches, les irrite, d'où des *Bronchites*, des *Catarrhes*, des *Rhumes de poitrine*, qui souvent n'ont point de fin, parce que ceux qui les ont, ne veulent pas ou ne savent pas faire cesser la cause qui les entretient.

Beaucoup de jeunes enfants toussent continuellement et contractent des rhumes très facilement, parce qu'on leur fait boire du vin dont ils n'ont nul besoin.

A force de tousser, on finit par contracter un *Emphysème pulmonaire*, maladie fort gênante, parce qu'elle cause une *Oppression* irrémédiable, et qui augmente lorsqu'on est enrhumé. Enfin, on entretient, par l'usage des boissons contenant de l'alcool, non seulement la toux, mais encore la production, de crachats généralement épais, de couleur grise ou jaune, et dont la présence occasionne de longues quintes de toux, principalement le matin.

De même que l'inflammation quitte parfois les organes digestifs pour se porter sur la peau (26), de même elle se porte aussi parfois sur les voies respiratoires. J'ai vu souvent des accès d'asthme alterner avec une gastrite, celle-ci disparaissant lorsque l'asthme se montrait et réciproquement.

L'*Essoufflement,* l'*Oppression,* la *Difficulté de respirer,* sont souvent causés par l'inflammation du foie ou de l'estomac, comme je l'ai déjà dit. Je signalerai aussi comme conséquence d'une inflammation des parties supérieures du larynx et d'un gonflement de la luette, les accès subits de *Suffocation* qui se produisent tout à coup pendant les premiers temps du sommeil chez les enfants et même chez les grandes personnes, principalement chez les buveurs.

L'*Haleine fétide* est un signe d'inflammation de l'estomac et se montre aussi dans les maladies de foie (93).

Les *Baillements* fréquents et sans motif apparent, sont un signe de gastrite.

35. — Tête. — Les *Vertiges, Etourdissements, Battements, Sensation du vide* dans la tête, l'*Assoupissement* après les repas, l'*Insomnie* sans cause apparente pendant la nuit, la *Tête lourde* dans le jour, sont presque constamment l'effet d'une maladie d'estomac et d'un mauvais régime (90).

La *Migraines,* les *Maux de tête,* les *Névralgies* qui résistent aux traitements ordinaires, sont dûs à des maladies du foie et de l'estomac (94).

36. — Peau. — Dans un très grand nombre de circonstances, l'inflammation qui occupe le tube digestif ou les organes qui sont annexés à celui-ci, quitte subitement son siège ordinaire, pour se transporter sur la peau et donner naissance à diverses maladies telles que *Dartres, Eczémas, Eruptions, Rougeurs, Boutons, Herpès, Démangeaisons,* etc. (97).

37. — Oreilles. — Les *Bourdonnements, Sifflements, Tintements* et *Bruits* dans les oreilles, se montrent fréquemment dans le cours des maladies inflammatoires de l'estomac et du foie, à cause des troubles que celles-ci apportent à la circulation générale du sang, ainsi que nous l'avons indiqué aux articles qui concernent ces deux organes.

D'autres fois, l'inflammation du tube digestif ayant gagné la gorge et l'arrière-gorge, s'étend jusqu'au conduit auditif interne appelé *Trompe d'Eustache*, qui débouche derrière les amygdales, et produisant le gonflement de ce conduit et le développement de mucosités épaisses, l'obstrue plus ou moins complètement. Il en résulte une surdité plus ou moins complète, parfois passagère seulement, mais qui ne peut guérir qu'autant qu'on aura fait cesser l'inflammation générale du tube digestif (95 bis). La surdité coïncide ordinairement, dans ce cas, avec une *Angine granuleuse* (29).

38. — Circulation du sang. — Les engorgements, obstructions et inflammations du foie, ainsi que les maladies de l'estomac qui les accompagnent, retentissent d'une manière fâcheuses sur la circulation générale du sang ; car, ainsi que je l'ai déjà expliqué, le sang qui revient des organes situés au-dessous du foie, étant obligé de traverser celui-ci pour revenir au cœur, il ne peut le faire qu'avec difficulté, lorsque le foie est malade. C'est pourquoi les personnes atteintes de maladies inflammatoires du foie et de l'estomac éprouvent des *Etouffements*, des *Bouffées de chaleur* vers la tête, des *Rougeurs* à la face, des *Battements* au cœur, à l'estomac, ou dans d'autres parties du corps, des *Palpitations*, des *Etourdissements*, des *Eblouissements*, des *Vertiges*, de l'*Oppression* surtout en marchant ou en courant ; elles ne peuvent prendre leur respiration d'une manière complète (97).

La difficulté que le sang éprouve à circuler exige de la part du cœur des efforts plus considérables qu'il ne faudrait. Cet organe finit par se dilater en même temps que ses parois s'épaississent, d'où l'*Hypertrophie du cœur.* Le sang, chassé dans les gros vaisseaux avec une force trop considérable, finit par dilater leurs parois, qui cèdent parfois en certains points et forment alors des *Anévrismes.*

Enfin la poussée sanguine s'exerçant avec trop de violence, peut déterminer des *Coups de sang,* des *Congestions cérébrales,* des *Attaques d'apoplexie,* principalement chez ceux qui ont le cou très court, et par conséquent, le cerveau rapproché du cœur.

Enfin, la même cause peut produire des *Congestions du Poumon* et des *Crachements de sang.*

Lorsque la circulation du sang se trouve par trop difficile, ce liquide stationne dans les régions qu'il devrait quitter et sa partie liquide sort des vaisseaux pour s'épancher sous la peau en formant des *Enflures,* de l'*Œdème,* des *Hydropysies.*

Enfin, c'est à la même cause qu'il faut attribuer la formation des *Hémorrhoïdes,* des *Varices,* des *Phlébites* et des *Ulcères* aux jambes ; celles-ci sont la conséquence de celles-là. Le sang ne pouvant plus traverser le foie en liberté, séjourne dans les parties basses et dilate les veines du rectum et celles des membres inférieurs.

Lorsque la circulation est ainsi gênée, le *Sommeil* est *mauvais,* accompagné d'*Agitation,* de *Rêvasseries* et souvent de *Cauchemars* (94).

39. — Maladies générales. — Les désordres causés par l'irritation due aux aliments et aux boissons, ne se bornent pas à occuper les organes de telle ou telle région en particulier. Leurs effets se font sentir sur l'organisme tout entier (98). Lorsque les organes digestifs sont malades, les liquides fabriqués par ceux-ci pour opérer la digestion, tels que la salive, le suc gastrique, la pepsine, le suc pancréatique, la bile, etc., ne sont plus produits en quantité ni qualités convenables ; le résultat de la digestion est alors mauvais et les matériaux qui en proviennent ne peuvent former un sang de bonne qualité. C'est pourquoi, en temps d'épidémie de choléra principalement, ce sont les personnes dont les organes digestifs sont en mauvais état qui sont frappées les premières.

Ceux qui abusent des aliments et des épices, du vin et de la bonne chère en général, sont sujets à la *Goutte*, lorsqu'ils ne font pas un exercice suffisant pour utiliser les matériaux nutritifs qu'ils absorbent.

L'*Affaiblissement* n'est pas toujours occasionné pas le défaut de bonne nourriture et c'est une erreur ds croire qu'il faut toujours y remédier par un régime fortifiant : du vin, du fer, du quinquina, des préparations alcooliques, etc. Presque toujours, au contraire, l'affaiblissement provient de ce que nous abusons des aliments et des boissons, et, outre que nous en prenons ordinairement plus qu'il ne nous est nécessaire, nous avons l'habitude d'y associer des assaisonnements irritants, des épices, nous faisons usage de boissons alcooliques, de liqueurs. Ce régime a pour effet de fatiguer les organes, à cause de l'excitation trop vive et de l'irritation que cela leur cause, et il en résulte un affaiblissement auquel il n'est possible de remédier qu'en suivant un régime tout opposé. Les fortifiants, le fer, le quinquina, ne font en pareil cas qu'irriter des organes déjà trop surexcités.

Il ne faudrait pas croire que l'*Amaigrissement* soit toujours l'effet d'une nourriture insuffisante et qu'elle

indique le besoin de prendre des fortifiants. Lorsque
l'on se met à un régime doux et naturel, alors qu'on
était habitué aux excitants et aux boissons fermentées, il peut arriver que l'on constate un certain amaigrissement ; mais si, en même temps la santé devient
meilleure, il ne faut que s'en féliciter et les personnes
maigres se portent généralement mieux que celles
qui ont trop d'embonpoint. Voyez *Régimes* (364).

L'*Embonpoint,* en effet, n'est pas toujours un
signe de santé et c'est l'apanage des personnes qui
font usage de féculents, farines, fruits, matières sucrées, vins, bières, etc., et qui se nourrissent trop
bien pour le peu d'exercice qu'elles font. Voyez *Régimes* (364).

CHAPITRE IV

Des différentes méthodes de traitement usitées contre les maladies causées par l'usage ou l'abus des aliments et des boissons.

40. — **Méthode des émissions sanguines.** — Un des médecins les plus célèbres du commencement de ce siècle, Broussais, avait été frappé de la fréquence des inflammations du tube digestif ; il avait été conduit à penser, non sans raison, que la plupart des maladies avaient leur point de départ dans une gastrite. Malheureusement, il institua un traitement absolument barbare et qui fit certainement plus de mal que de bien ; je veux parler des émissions sanguines.

On entend, par émissions sangines, la saignée, les sangsues, et autres moyens propres à tirer du sang. Cette méthode, préconisée ensuite par Bouillaud et autres continuateurs de Broussais, est aujourd'hui presque entièrement inusitée. Il est certain qu'en tirant du sang on faisait tomber la fièvre, et on empêchait ainsi les congestions et inflammations des principaux organes. Or, ce résultat n'était obtenu que parce que les malades devenaient anémiques ; le pouls se ralentissait, la chaleur de la peau diminuait, en un mot la fièvre et l'inflammation tombaient. Mais les conséquences étaient déplorables : mortalité considérable, convalescences longues, difficiles, affaiblissement de la constitution. Il est bien probable que la pratique générale des saignées dont on a tant abusé au commencement de ce siècle, n'a pas été sans influence sur le développement, au moyen de l'hérédité, des anémies si nombreuses à notre époque ; il est certain du moins que ce que l'on appelait le tempérament sanguin est devenu très rare. Après une perte de sang, la partie liquide de celui-ci se régénère assez promptement, mais il n'en est pas de même de ses globules, qui sont des éléments anatomiques figurés ; ces petits corpuscules se reproduisent lentement et presque toujours en nombre moindre qu'ils n'étaient auparavant ; c'est cette diminution dans le nombre des globules rouges du sang qui constitue l'anémie la plus fréquente, et cette anémie est certainement héréditaire. Aujourd'hui on sait faire tomber la fièvre sans enlever le sang ; et ne vaut-il pas mieux, en effet, éteindre un incendie dans son foyer, que de démolir la maison pour l'empêcher de brûler ?

41. — **Méthode purgative.** — Il n'est point de remèdes dont l'usage soit aussi répandu que celui des purgatifs, malgré les désagréments qu'ils occasionnent, et les dangers qui accompagnent leur emploi. Les idées absolument fausses qui règnent encore dans le public au sujet de l'action de ce genre de médicaments, remontent à une époque où les médecins n'avaient encore aucune connaissance précise sur la nature et le fonctionnement des principaux organes ; ce n'est pas sans juste raison que Molière se moquait des médecins de son temps, qui ne voyaient dans les maladies que des humeurs crasses et mordicantes, ou un excès de bile qu'il fallait évacuer par les purgatifs. Ces théories absurdes ont été propagées et soutenues jusqu'à nos jours par tous les fabricants d'élixirs et de pilules purgatives, qui préconisent ce genre de médicaments comme propre à purifier le sang, lequel encrassé, sali par des impuretés, s'en trouverait débarrassé sous forme d'évacuations bilieuses, glaireuses, etc. ; d'où la nécessité de se purger souvent, même en santé, pour éviter l'encrassement du sang et les maladies, et pour combattre la constipation ; les glaires, les vomissements, la diarrhée elle-même, tout cela, pour les ignorants, indique un excès d'impuretés dont il faut nettoyer le corps. Il en résulte que ceux qui se traitent de cette façon, étant ordinairement atteints d'inflammation des voies digestives, aggravent leur situation, car les purgatifs qui ne font l'effet que l'on sait que parce que ce sont des substances irritantes, étant introduits dans des organes déjà trop irrités, produisent absolument le même effet que de l'huile sur du feu. Ce qu'il y a de plus remarquable dans la persistance de cette coutume, c'est de voir des personnes que l'usage des purgatifs non-seulement ne guérit pas, mais encore rend plus malades, continuer quand même à s'y soumettre, tant est grande la ténacité d'un préjugé quand il est enraciné dans le cerveau humain. Il est bien certain cependant que les purgatifs font plus de mal que les poisons dont la vente est interdite ; outre qu'ils déterminent des inflammations de l'estomac, du foie et des intestins chez ceux qui n'en sont pas encore atteints, ils entretiennent la constipation et les hémorrhoïdes, et leur usage prolongé finit par amener des ulcérations de l'intestin, des hémorrhagies, l'hydropisie du ventre et des atrophies du foie qui se terminent fatalement par la mort. Du reste, les coliques, la diarrhée, les vomissements, qui accompagnent si souvent l'action des purgatifs, n'indiquent-ils pas que la purgation n'est autre chose qu'une maladie que l'on se donne artificiellement ?

42. — Méthode reconstituante. — C'est la contre-partie des émissions sanguines. Au commencement de ce siècle, ainsi que je l'ai dit plus haut, Broussais et ses continuateurs saignèrent tellement leurs contemporains que le tempérament dit sanguin ou pléthorique disparut presque complètement pour faire place aux anémies. D'autre part, les conditions hygiéniques étaient moins bonnes, on se nourrissait moins bien qu'aujourd'hui, surtout dans la classe ouvrière ; de sorte qu'il y a trente ou quarante ans, les anémies étaient devenues excessivement fréquentes. C'est ce qui explique pourquoi les médecins abandonnant la saignée et les sangsues, sont tombés dans l'excès contraire avec le fer, le quinquina, le vin, les alcols, les viandes rôties, etc. ; si bien qu'aujourd'hui, les anémies ayant, sinon disparu, du moins considérablement diminué, on n'en continue pas moins, par habitude, à bourrer les malades d'excitants de toute espèce sous prétexte de les fortifier. Ces médicaments, que l'on prend bien souvent sans nécessité, concourent, avec l'usage de la bonne chère répandu aujourd'hui dans toutes les classes de la société, à la production d'un nombre considérable de gastrites. La gastrite, si fréquente chez les individus pléthoriques et sanguins du temps de Broussais, revient aujourd'hui, mais greffée sur une génération étiolée, fatiguée, plutôt qu'anémique, dont le système nerveux surexcité et impressionnable s'accommode fort mal des prétendus fortifiants qu'on veut lui imposer. Lorsque ces remèdes excitants sont nécessaires, on les administre sans s'inquiéter de l'état du tube digestif, et si celui-ci est déjà trop irrité, ce qui est le cas ordinaire, ils sont fort mal supportés et aggravent la maladie.

43. — **Méthode des digestions artificielles.** — Lorsque les digestions se font mal, on est souvent dans l'usage de recourir à l'emploi de la *Pepsine* (10), que l'on extrait de l'estomac du veau ou du mouton, à la *Pancréatine*, principe digestif du pancréas (12), ou aux *Peptones* qui sont des viandes digérées d'avance. Tout cela ne guérit pas l'estomac et contribue bien souvent à le rendre plus malade, car on associe ordinairement ces substances à l'alcool ou à des acides pour en faire des liqueurs et des élixirs absolument nuisibles dans les maladies dont il est ici question. Ce n'est pas avec des médicaments qu'il faut digérer, c'est avec l'estomac, et pour y arriver il faut commencer par le guérir lorsqu'il est malade. S'il s'agit d'une maladie incurable, comme le cancer par exemple, ces digestifs peuvent néanmoins avoir quelque utilité, lorsque les glandes à pepsine sont détruites. Cependant, il faut observer encore que les digestifs artificiels, la pepsine notamment, sont extraits de l'estomac des animaux qui mangent exclusivement des végétaux, comme le veau, le mouton; cette pepsine ne saurait remplacer celle que fabrique l'estomac de l'homme, laquelle est destinée principalement à digérer de la viande et non des herbes.

44. — **Méthode thermale.** — L'habitude qu'ont les médecins d'envoyer leurs malades *prendre les eaux*, lorsqu'ils ne peuvent les guérir, est assez générale pour qu'on puisse la considérer comme une méthode de traitement. Le changement d'air, de climat, d'habitudes, exerce sur le malade une action modificatrice autant et peut-être plus considérable que les eaux elles-mêmes ; c'est ce qui explique pourquoi les eaux minérales, prises sur les lieux, passent pour plus efficaces que celles qui sont prises au loin ; nous parlons ici, bien entendu, de celles qui se conservent. Un nombre considérable d'eaux minérales, pour ne pas dire toutes, n'agissent donc que par les circonstances hygiéniques favorables qui accompagnent leur usage et non par les médicaments qu'elles contiennent. Presque toujours, en effet, le malade retrouve dans les eaux minérales, les médicaments qu'il a pris déjà chez son pharmacien, mais c'est à tort qu'il espère en tirer plus de profit sous cette nouvelle forme : les eaux minérales purgatives ne purgent pas mieux que les sulfates de soude ou de magnésie qu'elles renferment ; le fer et l'arsenic ne sont pas plus favorables ni mieux supportés dans les eaux minérales qui en contiennent, que sous toute autre forme ; les eaux sulfureuses et les eaux alcalines ne guérissent pas plus de malades que le sulfure de potasse ou le bicarbonate de soude, et leur usage est même dangereux dans beaucoup de circonstances.

45. — **Médication alcaline.** — On entend par *alcalis*, en chimie, les substances contraires des *acides*, et par *alcalin*, en langage ordinaire, toute substance contenant des alcalis, ou jouissant des propriétés de ceux-ci.

46. — Les acides sont des substances plus ou moins irritantes, généralement corrosives. Le vinaigre, l'oseille, le citron, les fruits aigres, doivent la saveur qui leur est propre à des acides faibles ; mais il existe des acides beaucoup plus énergiques, dont les plus connus sont l'*Acide sulfurique* ou *Huile de*

3

vitriol, l'*Acide azotique* ou *Eau-forte*, l'*Acide chlorhydrique* ou *Esprit de sel*, *etc.* Lorsqu'un acide se trouve mélangé avec un alcali, il perd sa force et son acidité en s'unissant avec celui-ci, et de cette union résulte un corps nouveau appelé *sel*, et qui, lorsque l'acide et l'alcali sont en proportions convenables, n'est lui-même ni acide ni alcalin, autrement dit, il est neutre : on dit alors que l'alcali a *neutralisé* l'acide. Les principaux alcalis sont la *Chaux*, la *Soude*, la *Potasse*, l'*Ammoniaque*.

47. — **Propriétés médicales des alcalins.** — Le premier effet des alcalins introduits dans les voies digestives, est de neutraliser les acides et les aigreurs qui peuvent s'y trouver et qui existent toujours en abondance dans les maladies par inflammations ; cette acidité et ces aigreurs sont dues, non seulement aux aliments et aux boissons acides, mais aussi à l'inflammation elle-même, qui rend acides les sucs digestifs. Dans l'état normal, la salive, la bile, le suc pancréatique et tous les liquides des voies digestives en général, sont alcalins ; si le suc gastrique est presque toujours acide, cela tient à la nature de nos aliments, mais je ne pense pas que l'acidité qu'il offre généralement soit, ainsi qu'on l'a prétendu, normale et nécessaire ; je la crois plutôt nuisible, car la digestion, au lieu d'être entravée, se fait encore mieux lorsqu'on introduit dans l'estomac des alcalins qui neutralisent certainement l'acidité du suc gastrique : les digestions artificielles que l'on fait dans des verres à expérience pour prouver que les acides sont nécessaires à la digestion des matières azotées, ne prouvent absolument rien, attendu que des verres ne sont pas des estomacs. Comme les acides et les aigreurs sont des causes puissantes d'irritation qui occasionnent, entretiennent et aggravent l'inflammation, les alca-lins ont donc ici un effet complètement adoucissant.

48. — Les alcalins ont encore la propriété de neu-traliser les principes irritants de certaines substances autres que les acides, telles que, par exemple, la plupart de nos assaisonnements, dont les principes irritants ne se dévelopent que par une sorte de fermen-tation. Or, les alcalins sont des substances essentiel-lement conservatrices, qui s'opposent à toute destruc-tion ou décomposition du genre des fermentations, ainsi qu'on peut s'en assurer en ajoutant du bicarbo-nate de soude par exemple, à du lait ; chacun sait qu'on assure ainsi la conservation de ce dernier pen-dant un temps fort long. Ainsi, on peut dire que, d'une manière générale, les alcalins s'opposent à l'ac-tion nuisible de la plupart des substances irritantes.

49. — Lorsque les alcalins que l'on a introduits dans les voies digestives sont susceptibles d'être ab-sorbés et de passer dans le sang, ils ont pour effet de maintenir ou de rétablir dans son integrité, l'alcalinité de ce liquide, laquelle est indispensable à la vie et à la santé ; le sang devient alors moins épais, il circule mieux ; il nourrit les tissus avec plus d'énergie, et les débarrasse plus aisément des matériaux de rebut. Il en résulte que les organes enflammés, congestion-nés ou engorgés, se trouvent débarrassés et repren-nent leurs fonctions naturelles.

50. — Les alcalins jouissent encore d'une autre propriété extrêmement importante et que depuis long-temps la médecine a su mettre à profit : ils font dis-soudre et disparaître les calculs, pierres et graviers qui se forment dans le foie, dans les reins, dans la vessie, ainsi que les concrétions qu'on observe aux jointures, chez les goutteux.

51. — Leur action sur les vaisseaux lymphatiques (21) et leurs ganglions, ou glandes, n'est pas moins remarquable, car ils ont la propriété de faire dissoudre les engorgements dont ces glandes sont si fréquemment le siège, et de dissiper ceux que produisent dans les jointures le rhumatisme ou la scrofule.

52. — La production exagérée du sucre dans le foie, qui constitue le diabète sucré, n'a point de meilleur remède que les alcalins, et ils la guérissent toujours, lorsque les malades ne contrarient pas leur action par des boissons ou des aliments qui entretiennent l'irritation du foie.

53. — Les alcalins exercent donc, en définitive, une action anti-inflammatoire et désobstruante sur tous les organes qui font partie du domaine si vaste de l'appareil de la nutrition ; comme ils détruisent infailliblement la cause du mal, ce sont de véritables remèdes, qui ne font pas seulement que soulager, mais qui guérissent : c'est, du reste, ce que témoigne bien la réputation séculaire des eaux minérales qui en contiennent, ainsi que nous allons le voir tout à l'heure. Si le lecteur veut bien se rappeler ce que nous avons dit sur les maladies par inflammation de l'appareil digestif (27), il comprendra donc maintenant, pourquoi les affections du cœur, des poumons, les maladies de la peau et des voies urinaires, les congestions, en un mot les innombrables maladies qui dérivent d'un état inflammatoire de l'appareil digestif, sont justiciables de la médication alcaline ; il n'existe point, à coup sûr, d'agents médicamenteux susceptibles de rendre autant de services dans un aussi grand nombre de maladies.

54. — Pour compléter ce qui a trait aux propriétés curatives des alcalins, je signalerai celle qu'ils ont de détruire et de neutraliser les venins et les virus, ainsi que la plupart des parasites microscopiques végétaux et animaux qui ne semblent pas pouvoir vivre dans les milieux alcalins. Enfin, signalons le rôle considérable que jouent les alcalins dans le traitement de la plupart des empoisonnements.

55. — **Cachexie alcaline.** — A côté des avantages que nous venons d'énumérer, se trouvent cependant des inconvénients graves. Les alcalins insolubles ou peu solubles, c'est-à-dire qui ne fondent pas dans l'eau, peuvent, sans inconvénient, être introduits en aussi grande quantité et pendant un temps aussi long que l'on veut, dans le tube digestif ; après avoir parcouru celui-ci, dans toute son étendue, ils sont rejetés au dehors avec les matières fécales ; ils ne peuvent, par conséquent, agir sur le sang, et leur rôle se borne à neutraliser les acides qui se trouvent dans l'estomac et dans les intestins. Les alcalins solubles, au contraire, c'est-à-dire ceux qui fondent dans l'eau, ne peuvent être impunément administrés en aussi grande quantité que l'on veut. Le célèbre Trousseau, qui le premier a signalé les dangers de leur emploi, a fait remarquer, et avec raison, que l'usage prolongé et inconsidéré des alcalins solubles et des eaux minérales qui en contiennent, l'eau de Vichy notamment, produit un affaiblissement général avec épuisement, qu'il a désigné sous le nom de *Cachexie alcaline.* C'est qu'en effet le pouvoir dissolvant des alcalins s'exerce non-seulement sur les engorgements et les calculs nuisibles, mais aussi sur certaines substances minérales nécessaires à l'existence ; ces substances sont les *Phosphates* qui font partie de notre chair, de notre sang, de notre cerveau, de nos os, en un mot de la plupart de nos organes. Si l'on fait prendre inconsidérément des alcalins solubles en trop grande quantité à la fois ou pendant un temps trop long, ceux-ci finissent par enlever la plus grande partie des phosphates naturels, et alors se produit la cachexie dont Trousseau a signalé les dangers. Nous allons examiner quels sont, à ce point de vue, les inconvénients plus ou moins grands des médicaments alcalins ordinairement employés, et indiquer ensuite les moyens d'y remédier, de façon à pouvoir bénéficier des avantages de cette médication sans aucun danger pour la santé.

56. — **Médicaments Alcalins.** — Ces médicaments contiennent les uns des alcalins solubles, les autres des alcalins insolubles ; d'après ce que nous avons exposé dans le paragraphe précédent, il est facile de prévoir que les premiers peuvent devenir dangereux et que les seconds sont inoffensifs, mais insuffisants.

57. — Le *Bicarbonate de Soude*, dit *Sel de Vichy*, est le plus employé de tous. Son surnom lui vient de ce qu'on peut l'extraire des eaux de Vichy. On le prend généralement fondu dans un peu d'eau. Si la dose est suffisante pour qu'il puisse agir, il devient dangereux, parce qu'il passe dans le sang, grâce à sa solubilité, et enlève ensuite les phosphates naturels de nos organes : mais d'un autre côté, les doses auxquelles il reste inoffensif, sont trop faibles pour qu'il puisse être efficace.

58. — Les *Pastilles de Vichy* fabriquées avec le bicarbonate de soude, outre qu'elles offrent les inconvénients inhérents à l'usage de ce sel, sont des plus nuisibles à l'estomac, surtout quand celui-ci est irrité ou enflammé, à cause des essences et des aromates qu'on a la maladresse d'y ajouter, ce qui les rend tout à fait défavorables dans les cas précisément où le bi-carbonate de soude pourrait être utile.

59. — Les *Eaux minérales alcalines* les plus employées sont les *Eaux de Vichy*; ce sont aussi les plus dangereuses, car elles contiennent des quantités énormes de sesqui-carbonate de soude, alcalin très soluble et par suite très débilitant ; c'est ce sel qui se transforme en bicarbonate de soude lorsqu'on fait évaporer l'eau de Vichy. C'est surtout l'emploi que l'on faisait déjà des eaux de Vichy à son époque, que Trousseau signale comme étant la cause d'affaiblisse-ment la plus répandue, et il recommande de ne s'en servir qu'avec les plus grands ménagements. Les mêmes observations sont applicables aux autres eaux minérales alcalines, telles que *Vals, Saint-Alban, Saint-Nectaire, Ems, Evian, Chateldon, Mont-Dore,* la *Bourboule, Châteauneuf, Plombières,* etc.

60. — Il est à remarquer que quantités d'eaux al-calines, comme celles de la *Bourboule,* du *Mont-Dore,* de *Vals,* etc., renferment en même temps de l'arsenic ou du fer : or, ces substances sont absolu-ment nuisibles dans les maladies inflammatoires des voies digestives, et détruisent le peu de bien que pour-raient faire les alcalins qui les accompagnent ; ce se-rait commettre une erreur grave de croire qu'elles peu-vent s'opposer à l'affaiblissement causé par les alcalins, car, en entretenant l'inflammation, elles ne font au contraire qu'aggraver la situation du malade, et par conséquent affaiblir celui-ci.

61. — La *Lithine* est un alcalin du genre de la soude. On emploie différents sels de lithine, principa-lement dans le traitement de la goutte, pour se con-former à certaines idées théoriques que l'expérience ne confirme pas, car ces alcalins très solubles sont encore plus à redouter que les sels de soude.

62. — Le *Carbonate de magnésie*, étant insoluble, n'a d'action que contre les acidités de l'estomac ; n'étant pas absorbé, il est insuffisant, d'autant plus qu'il ne jouit par lui-même que de propriétés très anodines. Il est du reste d'un emploi assez peu commode.

63. — Le *Carbonate de chaux* ou *Craie préparée*, qui forme la base d'une ancienne préparation nommée *Yeux d'écrevisses*, est aussi un alcalin insoluble ; il ne peut donc servir que comme antiacides des premières voies, et ne pénètre pas dans la masse du sang.

64. — L'*Eau de chaux* est un alcalin très anodin qui ne s'emploie que dans la médecine des très jeunes enfants.

65. — L'*Ammoniaque liquide*, *Alcali volatil*, est un médicament très énergique, qui ne se donne pour ainsi dire jamais à l'intérieur. C'est à son alcalinité plutôt qu'à sa causticité qu'il doit son efficacité contre les piqûres venimeuses, et le bicarbonate de soude ou tout autre alcalin soluble pourraient être employés avec autant d'avantage en pareille circonstance.

66. — **Médication Alcalinophosphatée.** — On voit, d'après ce qui précède, que les médicaments alcalins ordinaires, tels qu'ils se trouvent dans le commerce, sont dangereux ou insuffisants. Il est indispensable, si on veut avoir une préparation qui permette d'agir comme antiacide sur les voies digestives, et qui, en même temps, pénètre dans la masse du sang, d'associer d'une façon convenable des alcalins solubles et insolubles, de façon à ne laisser pénétrer dans le sang que la quantité d'alcalin nécessaire, tout en introduisant dans le tube digestif, ce qu'il en faut pour neutraliser l'acidité et faire tomber l'inflammation. D'autre part, comme il est souvent nécessaire de se soumettre pendant un temps assez long au traitement alcalin, il faut empêcher la production de la cachexie qui, comme nous l'avons vu (55), provient de la dissolution des phosphates de l'organisme par les alcalins. On y arrive d'une manière absolument certaine en ajoutant à la préparation une quantité suffisante de phosphate qui remplacera celle qui pourrait être enlevée ; mais c'est plutôt parce que l'alcalin soluble se trouve saturé du phosphate de la préparation, qu'il laisse à demeure celui qui se trouve naturellement dans les organes.

63. — Telles sont les données à l'aide desquelles je suis parvenu à instituer une médication nouvelle appelée *Médication Alcalinophosphatée*. Après en avoir expérimenté les effets sur moi-même, et ensuite sur un nombre considérable de malades, et avoir exécuté tous les perfectionnements qui m'ont semblé nécessaires pendant cette longue épreuve, je suis arrivé à des résultats tellement favorables, que les guérisons se chiffrent aujourd'hui par milliers et que les insuccès sont l'exception. C'est pourquoi j'ai cru devoir, maintenant que je puis donner des instructions absolument précises aux malades, faire prendre à cette nouvelle médication toute l'extension dont elle est susceptible, et mettre chacun à même de bénéficier des services considérables qu'elle peut rendre.

CHAPITRE V

Instruction contenant tous les renseignements nécessaires pour suivre la Médication Alcalinophosphatée.

68. — **Forme pharmaceutique.** — Cette médication s'exécute au moyen de la *Poudre Alcalinophosphatée*. Cette poudre est blanche, sans odeur, d'un goût légèrement salin, nullement désagréable. Elle fond en partie dans l'eau, mais non complètement, et la partie insoluble s'y délaie d'une manière impalpable. Elle n'est point volatile, ne prend pas facilement l'humidité, et se conserve d'une manière indéfinie, même dans les flacons entamés.

69. — **Action thérapeutique.** — La *Poudre Alcalinophosphatée*, introduite dans les voies digestives, a pour premier effet de neutraliser les acides et les principes irritants que les aliments et les boissons ont pu y développer ; par conséquent elle fait cesser l'inflammation que ces causes d'irritation ont pu produire dans la bouche, la gorge, l'estomac et les intestins. De plus, elle maintient ou rétablit l'alcalinité des sucs digestifs (47), condition indispensable pour que ceux-ci remplissent convenablement leur rôle et ne deviennent pas eux-mêmes une cause d'irritation. Elle dissout les engorgements et les calculs du foie, et dissipe les congestions et les inflammations dont cet organe est souvent le siège; le diabète, qui n'est qu'une conséquence de l'irritation du foie (31), disparaît aussi sous l'influence de ce médicament.

70. — L'alcalinité naturelle du sang (18), indispensable à la santé, est rétablie ou maintenue dans ses proportions normales par l'action de la *Poudre Alcalinophosphatée*; ainsi devenu plus fluide, ce liquide circule plus aisément; par suite, les engorgements et l'inflammation des principaux organes se dissipent, les échanges nutritifs qui constituent l'assimilation et la désassimilation (7) se font mieux, d'où l'accroissement ou le maintien de l'appétit. La circulation se faisant mieux aussi dans les poumons, la respiration est plus facile, l'oppression et les étouffements cessent; le cerveau se dégage; enfin le foie étant devenu perméable au sang, le cœur fonctionne plus librement, les palpitations disparaissent. Du côté des reins, la décongestion a pour effet de faire disparaître l'albumine des urines; celles-ci deviennent claires; les calculs de la vessie se dissolvent peu à peu, la prostate se dégage, l'émission des urines devient facile et régulière.

71. — La *Poudre Alcalinophosphatée* a la propriété de favoriser et de produire la guérison de la bronchite chronique et des maladies de poitrine, en fournissant les phosphates et les carbonates nécesaires à la cicatrisation des tubercules et des cavernes; voyez *Phthisie* (92).

72. — D'autre part, cette poudre est fortifiante, à cause des phosphates qu'elle renferme, et elle exerce une action curative et bienfaisante sur toutes les maladies par épuisement ou affaiblissement, telles que les anémies, la chlorose, le rachitisme, la scrofule.

73. — Son action sur le système lymphatique n'est pas moins importante. Outre qu'elle maintient l'alcalinité de la lymphe, elle fait dissoudre les glandes et autres engorgements ganglionnaires, ainsi que ceux qui se produisent autour des jointures, dans la goutte et dans le rhumatisme (95).

74. — Enfin, ses propriétés antifermentescibles et antiseptiques, qui lui sont communes avec les autres alcalins (54) la rendent propre à guérir le muguet, à préserver des maladies infectieuses et parasitaires, et à détruire les venins et les virus.

75. — **Effets du traitement.** — Les premiers effets constatés consistent ordinairement dans une amélioration immédiate des fonctions digestives : les digestions se font mieux, l'estomac se dégage, les divers symptômes douloureux ou pénibles qui avaient leur siège dans cet organe se dissipent ; les vomissements, la pituite cessent, la bouche devient meilleure, la langue se nettoie ; la diarrhée, les coliques, la constipation disparaissent à leur tour ; le teint s'éclaircit ; la tête et la poitrine deviennent plus libres ; les hémorrhoïdes cessent d'elles-mêmes. Il en résulte un état général de bien-être qui ne fait que s'accentuer si le malade ne détruit pas par un mauvais régime, les bons effets du traitement. Enfin, les congestions, les engorgements, les maladies de la peau causées par l'inflammation des voies digestives (36), en un mot, toutes les affections organiques, et elles sont innombrables, qui ont leur cause première dans une affection des organes de la digestion, disparaissent ensuite peu à peu, ou, lorsqu'elles sont incurables, s'améliorent considérablement, sous l'influence du traitement.

76. — La *Poudre Alcalinophosphatée* peut être prise impunément aussi longtemps que l'on veut ;

l'expérience a démontré que loin d'affaiblir, elle fortifiait la constitution, et augmentait presque toujours l'appétit. Elle n'exerce aucune influence fâcheuse sur les fonctions spéciales de la femme, et peut être prise pendant les époques critiques, la grossesse et l'allaitement.

77. — L'emploi de la *Poudre Alcalinophosphatée* trouve des applications tout aussi nombreuses dans l'état de santé que dans celui de maladie; ce médicament étant inoffensif, peut être pris sans inconvénients aussi souvent que l'on veut, pour combattre et dissiper les effets nuisibles des aliments ou des boissons qui contiennent des acides, des épices, des essences, de l'alcool, ou autres substances irritantes : on peut ainsi se préserver d'une foule de maladies et d'indispositions. Ce médicament remplace, avec beaucoup moins de frais et beaucoup plus d'avantages, les diverses eaux minérales (44).

78. — **Manière de prendre la Poudre Alcalinophosphatée.** — 1° *A l'intérieur:* — Cette poudre se prend délayée dans de l'eau pure, dans de l'eau de seltz, ou dans du lait ; il suffit d'agiter le liquide avec une cuillère, après y avoir ajouté la poudre. Il faut avoir soin de mettre un demi-verre de liquide au moins par cuillerée à café de poudre. On pourrait aussi envelopper celle-ci dans du pain azyme, mais ce procédé est moins commode. Il ne faut jamais ajouter à l'eau dans laquelle on prend la poudre, de vin, liqueurs, ni substances acides, telles qu'oranges, citrons, sirop de groseilles, limonade, etc.; on peut, si on le désire, y mettre du sucre. C'est immédiatement après avoir mangé, qu'il convient ordinairement d'en faire usage ; on choisit de préférence les repas principaux.

79. — 2° *A l'extérieur.* — Pour l'usage externe, la *Poudre Alcalinophosphatée* s'emploie en nature, sous forme d'insufflations et de pansements, ou délayée dans de l'eau, pour lotions, injections, compresses, etc.

Injections Alcalinophosphatées. — On appelle *Injection*, l'introduction d'un liquide médicamenteux dans quelque cavité naturelle comme l'oreille, l'urèthre, le vagin, ou accidentelle comme fistule, abcès. On se sert à cet effet de seringues, injecteurs, irrigateurs.

L'*Injection Alcalinophosphatée* se prépare en délayant deux cuillerées à café de *Poudre Alcalinophosphatée,* dans un verre d'eau. Chez la femme, on porte ordinairement la dose pour injections vaginales, à quatre cuillerées à café de poudre par injection.

Lotions Alcalinophosphatées. — On appelle *Lotions* l'action de laver la peau sans frottement ni pression. La lotion s'emploie souvent comme moyen de traitement, et s'exécute à l'aide de linges ou d'éponges imprégnées de liquides médicamenteux. Elle doit durer de quelques secondes à une ou deux minutes au plus.

Les *Lotions Alcalinophosphatées* s'exécutent au moyen d'eau ordinaire dans laquelle on ajoute, par verre, une ou deux cuillerées à café de *Poudre Alcalinophosphatée :* on emploie de l'eau tiède ou froide, selon la partie et selon la saison.

80. — **Eau Alcalinophosphatée.** — Elle se prépare en ajoutant une cuillerée à bouche, ou quatre cuillerées à café de *Poudre Alcalinophosphatée* dans un litre d'eau ordinaire. Elle s'emploie comme boisson, ou pour l'usage externe, en lotions ou injections. Comme *Boisson*, on la prend pure ou sucrée, en mangeant ou entre les repas. On la rend plus agréable en y ajoutant de l'eau de Seltz au moment de la boire. La dose est de un verre ou un demi-verre chaque fois, une ou plusieurs fois par jour. Elle remplace avantageusement l'eau de Vichy et les autres eaux minérales alcalines, dont elle n'a pas l'action débilitante. Il faut avoir soin de l'agiter avant de s'en servir.

81. — **Des circonstances qui peuvent mettre obstacle au traitement.** — L'ingestion de la *Poudre Alcalinophosphatée* est ordinairement suivie de renvois gazeux, qui proviennent de sa réaction sur les substances aigres ou acides qu'elle neutralise dans l'estomac. Ce phénomène est donc utile est salutaire ; il indique que ce médicament opère et que l'usage de la poudre était nécessaire ; il n'a donc rien qui doive inquiéter les malades, quand bien même ceux-ci seraient déjà, par eux-mêmes, sujets à avoir des gaz, et ils doivent supporter ce léger inconvénient dans l'intérêt même de leur santé.

82. — Lorsque l'estomac contient une grande quantité d'acides, il peut se faire que le dégagement des gaz qui se produit après l'ingestion de la poudre, soit assez considérable pour faire remonter en même temps quelque portion des aliments ou des boissons, et produire ainsi une sorte de vomissement. Ce fait, qui ne se produit que très rarement, est facile à éviter, en ayant soin de mettre la poudre dans une quantité d'eau plus considérable, et de prendre le tout en plusieurs fois et par petites quantités, à quelques instants d'intervalle, afin de laisser aux gaz le temps de sortir peu à peu.

83. — La constipation qui accompagne généra-

lement les inflammations des voies digestives, étant
l'effet de la maladie, il importe de ne pas l'attribuer à
la poudre, dont l'usage, au contraire, est d'autant
plus nécessaire, que la constipation est plus persis-
tante.

84. — Quelques personnes éprouvent de la difficulté à prendre la poudre après l'avoir délayée comme
nous l'avons dit plus haut ; cela tient à ce qu'elles ne
mettent pas la quantité d'eau voulue, qui est au moins
d'un demi-verre par cuillerée à café de poudre.
Celle-ci est d'autant plus facile à prendre que la
quantité de liquide est plus grande. On peut, si l'on
préfère, prendre la poudre dans du pain azyme, quoique ce soit moins commode.

85. — **Durée du traitement.** — Elle varie
nécessairement selon l'ancienneté et la nature de la
maladie. Presque toutes les personnes atteintes de
maladies des voies digestives ne se décident ordinairement que très tard à faire le traitement convenable,
soit par négligence, soit parce qu'ayant fait usage de
médicaments nuisibles, principalement de purgatifs,
elles croient qu'il n'existe aucun remède propre à les
guérir où à les soulager. Dans ces conditions, le
traitement a nécessairement une durée plus longue
que dans les cas où on l'a suivi dès le début de la
maladie. Si celle-ci est récente, quelques semaines
suffisent à la guérison ; mais lorsqu'il s'agit de guérir des affections remontant à plusieurs années et
qu'il existe des engorgements chroniques, des calculs,
des affections organiques graves, le traitement dure
plusieurs mois. D'une manière générale, on doit dis-
tinguer dans le traitement, trois périodes : la *première
période* dure depuis le commencement du traitement
jusqu'à l'époque où cessent les principaux malaises :

la *deuxième période*, qui succède à celle-ci, dure jusqu'à la guérison apparente; enfin la *troisième période*, qu'on pourrait appeler période de précautions, succède à la précédente pour durer un temps à peu près égal à celui qui s'est écoulé depuis le début de la maladie.

86. — **Doses auxquelles il faut prendre le médicament.** — La *Poudre Alcalinophosphatée* se prend à la dose d'une cuillerée à café chaque fois. Pendant la *première période* (85) du traitement, on prend cette dose deux fois par jour; pendant la *deuxième période* (85), une seule fois; et pendant la *troisième période* (85), tous les deux ou trois jours seulement. Il faut observer que la cuillère qui sert de mesure soit bien exactement remplie, et plutôt dépasser la mesure que de rester au-dessous, car il n'y a nul inconvénient à prendre telle quantité que l'on veut de ce médicament, tandis qu'en ne prenant pas la dose voulue, on s'expose à ne pas obtenir l'effet nécessaire. Pour les enfants, on diminue le contenu de la cuillère à proportion de leur âge.

La dose de l'*Eau Alcalinophosphatée* (80) est de un verre ou un demi-verre chaque fois, une ou plusieurs fois par jour, selon les cas.

Les doses que nous venons d'indiquer sont les doses applicables aux cas ordinaires; mais on peut, en cas de besoin, répéter ces doses autant de fois qu'il est nécessaire, ce médicament n'ayant aucune action fâcheuse sur la santé.

87. — **Précaution essentielle.** — La *Poudre Alcalinophosphatée* est un médicament qu'il ne faut pas laisser remplacer par d'autres alcalins tels que le bicarbonate de soude, le sel et l'eau de Vichy, ou tout autre médicament qui serait proposé comme

jouissant de propriétés analogues et pouvant remplacer celui-ci, sous peine de tomber dans les inconvénients (55) qu'il s'agit précisément d'éviter, ou de
recevoir des médicaments n'ayant aucun rapport avec
ceux qui font l'objet de ce traitement, et de s'exposer
par conséquent, à aggraver la maladie, ou tout au
moins à ne pas obtenir la guérison ; car ceux qui
proposent ces substitutions, ignorent absolument la
véritable composition du produit. Pour éviter toute
erreur, cette poudre doit être demandée et délivrée
sous le nom de *Poudre Alcalinophosphatée Dubois*
avec cachet de garantie, sur l'étui, portant la signature O. Dubois ; elle se vend en flacons du prix de
3 fr. 50. Voyez *Médicaments* (412).

CHAPITRE VI

Des applications de la Médication Alcalino-phosphatée dans le traitement des maladies.

88. — Dans les maladies inflammatoires de la *Bouche* (28) et dans le *Scorbut*, la *Poudre Alcalinophosphatée*, doit s'employer non-seulement à l'intérieur, mais encore en lotions dans la bouche, plusieurs fois par jour, pour neutraliser les acides qui s'y forment et nettoyer la langue; il faut aussi s'en servir pour saupoudrer le *Muguet*, les *Aphthes, Ulcérations, Gencives malades, Dents cariées, Chancres, Plaques muqueuses*, qui peuvent s'y trouver. La *Salivation mercurielle* guérit mieux et plus vite avec la *Médication Alcalinophosphatée* que par le chlorate de potasse qui ne possède pas l'efficacité que l'on croit.

Dans beaucoup de maladies, la langue est *sèche*, la *soif* est vive. On est dans l'usage en pareil cas de faire boire aux malades des boissons acides, telles que limonades, orangeades, sirops, etc. Cette pratique est mauvaise, car on aggrave ainsi l'état inflammatoire qui occasionne la soif; c'est à l'eau *Alcalinophosphatée* (80) qu'il faut avoir recours pour faire cesser l'irritation et la sécheresse qui causent la soif.

L'acidité de la bouche étant la cause la plus ordinaire des maladies des dents, la *Poudre Alcalino-phosphatée* constitue le meilleur dentifrice qui soit connu, car toutes les poudres et eaux dentifrices sont acides ou irritantes, et quoi qu'agréables en général, elles sont nuisibles. Pour entretenir les dents en excellent état et les préserver de la carie et de la chute, il faut les nettoyer chaque jour avec la *Poudre Alca-linophosphatée* qui a également la propriété de guérir les dents gâtées ou celles qui font souffrir. Lorsqu'on a les dents en mauvais état, il faut en outre prendre la poudre après les deux repas principaux dans un demi-verre d'eau et suivre le *Régime séda-tif* (364).

89. — L'*Eau Alcalinophosphatée* s'emploie avec le plus grand succès en gargarisme dans le traitement des angines et des maux de gorge, ces maladies étant presque toujours accompagnées d'inflammation.

Mais c'est surtout dans l'*Angine granuleuse* (29) que la *Médication Alcalinophosphatée* fait sentir son efficacité. Cette maladie est des plus difficiles à guérir par les moyens ordinaires. C'est en vain qu'on lui oppose le chlorate de potasse, l'iodure de potassium, les badigeonnages de teinture d'iode, les cautérisations au nitrate d'argent, les eaux sulfureuses, les préparations arsenicales, telles que la liqueur de Fowler, les granules de Dioscorides, etc.; elle ne fait qu'empirer sous l'influence de tous ces ces remèdes, parce qu'en effet ceux-ci ne font autre chose qu'augmenter l'état d'irritation qui entretient cette maladie. L'angine granuleuse en effet, n'est que la continuation par en haut, de l'inflammation qui existe plus bas dans les voies digestives jusqu'à l'estomac, et qui est causée par l'usage ou l'abus des assaisonnements, des acides ou des boissons alcooliques. C'est pourquoi la *Poudre Alcalinophosphatée* en gargarismes et à l'intérieur guérit cette maladie, à cause de la propriété qu'elle a de neutraliser et détruire les causes qui l'entretiennent. Il faut, pendant toute la durée du traitement, s'astreindre rigoureusement au *Régime Sédatif* (364) et s'abstenir de fumer. Le traitement demande à être fait régulièrement pendant un temps suffisant, la maladie étant ordinairement ancienne lorsqu'on se décide à s'en occuper sérieusement. La *Chute de la luette* (29) exige le même traitement.

90. — Lorsque l'on éprouve l'un ou l'autre, des malaises et des symptômes que j'ai indiqués à l'article *Estomac* (30) tels que *Aigreurs, Renvois, Pituite, Vomissements, Brûlure à l'estomac, Maux d'estomac, Pesanteur, Digestion difficile*, etc., il faut nécessairement recourir à la *Médication Alcalinophosphatée* (*Chap. V*) et en y joignant le *Régime Sédatif* (364) on obtient toujours la guérison, pourvu que l'on n'ait pas attendu à la dernière extrémité et laissé au cancer le temps de se développer. C'est bien à tort que l'on traite l'*Embarras gastrique* (30) par les purgatifs, car ceux-ci finissent toujours par transformer cette indisposition en gastrite confirmée ; la *Médication Alcalinophosphatée* (*Chap. V*) est le seul remède à employer lorsque la langue est chargée et l'appétit perdu.

Dans l'*Indigestion* (30) il faut administrer immédiatement trois ou quatre cuillerées à café de *Poudre Alcalinophosphatée* (*Chap. V*) dans un verre d'eau et non charger l'estomac de tisanes aromatiques telles que menthe, mélisse, thé, tilleul, etc., qui ne font qu'irriter davantage cet organe.

Pour dissiper un accès d'*Ivresse*, il est bien préférable d'agir de même, plutôt que de recourir à l'ammoniaque dont l'emploi est dangereux.

La *Constipation* (32) ne doit jamais être combattue avec les *Purgatifs* (41) qui ne font qu'entretenir et augmenter l'inflammation qui cause cette incommodité. Les personnes qui en sont atteintes s'en débarrasseront au moyen de la *Médication Alcalinophosphatée* (*Chap. V*) et du *Régime Sédatif* (364) auxquels on adjoindra tous les matins un *lavement* composé d'un verre et demie d'eau tiède dans lequel on aura fait fondre une poignée de sel de cuisine ; on cesse ces lavements lorsque le traitement a fait son effet.

Les *Enfants* en bas-âge, les nourrissons, sont extrêmement sujets aux maladies de l'estomac à cause principalement de la nourriture trop forte pour leur âge, qu'ils reçoivent généralement. La *Médication Alcalinophosphatée* (*Chap. V*) leur est tout aussi applicable et salutaire qu'aux grandes personnes ; en même temps, il faut se rappeler que c'est le lait qui constitue l'aliment naturel de l'enfance, et que c'est à lui qu'il faut recourir à l'exclusion de toute autre chose, en cas de maladie ou d'indisposition et que s'il est mal supporté, il est facile d'y remédier en y ajoutant de la *Poudre Alcalinophosphatée* (*Chapitre V*).

91. — C'est encore la *Médication Alcalinophosphatée* qui est le véritable remède des maladies inflammatoires et des engorgements du *Foie* (31) ; non seulement elle dissipe l'inflammation de cet organe et y rétablit la libre circulation du sang, mais encore elle a la propriété de dissoudre les *Calculs* qui causent les accès de *Colique hépatique* (31) et d'en empêcher la formation. Dans les maladies du foie, l'action du traitement doit être secondée par celle du *Régime Sédatif* (364), car ces maladies sont toujours très sérieuses et demandent beaucoup de soins tant pour guérir que pour ne pas récidiver. En même temps, il faut avoir soin de ne faire usage d'aucun médicament irritant, principalement les purgatifs, la térébenthine, le calomel, etc.

Le traitement du *Diabète* (31) par les alcalins a fourni de nombreux succès entre les mains de Bouchardat : mais ceux-ci sont encore plus accentués lorsqu'on emploie la *Médication Alcalinophosphatée* qui en offre tous les avantages, sans en avoir les inconvénients ; en même temps on suivra le *Régime Azoté* (344).

92.— Toutes les inflammations de l'*Intestin* (32) sont justiciables de la *Médication Alcalinophosphatée* (*Chap. V*). Il faut y joindre le *Régime Sédatif* (364) et prendre des précautions longtemps encore après la guérison, car les rechutes se produisent très facilement. En ce qui concerne les hémorrhoïdes, il est inutile de se servir de pommades ou autres moyens locaux ; ce n'est qu'en opérant le dégorgeant du foie au moyen de la *Poudre Alcalinophosphatée* qu'on peut les faire disparaître. En cas de rougeur, cuisson, démangeaison, fissures à l'*Anus* (32), on fera des lotions fréquentes avec l'*Eau Alcalinophosphatée* (*Chap. V*).

Tous les troubles qui sont l'effet d'un obstacle à la *Circulation du sang* (38) réclament impérieusement l'emploi de la *Médication Alcalinophosphatée*, parce que celle-ci dissout les engorgements et rend le sang plus fluide. Pour combattre et prévenir les *Congestions, Coups de sang, Anévrismes*, et les,

divers troubles de la tête et du cerveau, tels que *Vertiges, Eblouissements, Etourdissements, Etouffements, Rougeurs* à la face, *Battements*, etc., cette
médication est indispensable.

93. — Toutes les maladies décrites à l'article
Respiration (34) exigent aussi le même traitement.
La *Laryngite*, l'*Enrouement*, l'*Extinction de voix*,
les *Toux* et *Bronchites* rebelles, l'*Haleine fétide*
cèdent ordinairement à l'emploi de la *Poudre Alcalinophosphatée* (*Chap.* V), parce que ces maladies
sont généralement causées par l'usage de boissons ou
d'aliments irritants. Mais c'est dans les maladies de
poitrine telles que la *Phthisie pulmonaire*, que cette
médication trouve une de ses applications les plus
utiles, parce qu'elle fournit les matériaux nécessaires
à la cicatrisation des cavernes et à la solidification
des tubercules du poumon.

94. — Les *Maux de tête, Migraine, Névralgies* (35), qui résistent à tous les autres traitements,
cèdent ordinairement à la *Médication Alcalinophosphatée* (*Chap.* V), jointe au *Régime Sédatif* (364),
parce que ces malaises sont causés par un mauvais
état de l'estomac et du foie. Le sommeil cesse d'être
agité, devient meilleur, l'insomnie disparaît.

95. — La *Goutte*, le *Rhumatisme*, le *Lymphatisme*, la *Scrofule* (39) sont des maladies justiciables de la *Médication Alcalinophosphatée* parce que
celle-ci neutralise l'acidité des humeurs, dissipe et
fait dissoudre les engorgements et rétablit la circulation de la lymphe et du sang. Malheureusement, les
malades s'astreignent rarement à observer une hygiène convenable pendant la durée du traitement.
Cette hygiène consiste, pour les goutteux, à observer
complètement le *Régime Sédatif* (364) et à faire de

l'exercice en plein air ; pour les rhumatisants, à éviter le froid et l'humidité ; pour les lymphatiques et les scrofuleux, à vivre au soleil, au grand air, à l'abri de l'humidité et à observer le *Régime Tonique* (344).

95 bis. — Les *Bourdonnements, Bruits, Gargouillements* dans les *Oreilles* (37) la *Surdité*, dus à l'engorgement de la *Trompe d'Eustache*, se dissipent généralement à l'aide de la *Médication Alcalinophosphatée*, parce qu'ils ne sont le plus souvent que la conséquence d'une inflammation des voies digestives propagée aux conduits internes de l'*Oreille* (37).

96. — On ne trouve généralement rien de mieux à faire dans les maladies de *Peau* (36) que de prendre des purgatifs ou des préparations arsenicales, sulfureuses, etc. En agissant ainsi on irrite à nouveau le tube digestif, et on reporte sur celui-ci l'inflammation qui s'était transportée sur la peau ; celle-ci peut guérir, il est vrai, mais c'est aux dépens des organes internes, et il en résulte parfois de graves conséquences. Ne vaut-il pas mieux détruire l'inflammation dans sa cause et la faire disparaître tout à la fois au dedans et au dehors ? C'est pourquoi les *Dartres*, l'*Eczéma*, les *Rougeurs, Boutons, Eruptions*, l'*Herpès*, etc., exigent la *Médication Alcalinophosphatée* avec le *Régime Sédatif* (364); si le traitement et le régime sont bien exécutés, la guérison est certaine. On peut lotionner ou saupoudrer les parties malades avec la *Poudre Alcalinophosphatée*. On emploie avec avantage le même médicament pour panser ou lotionner les *Plaques muqueuses, Chancres, Ulcères, Piqûres* ou *Morsures* venimeuses, à cause de la propriété qu'ont les alcalins de neutraliser les *Virus* et les *Venins*. Les *En-gelures, Crevasses, Ecorchures, Fissures, Cuissons* causées par la sueur sous les bras et à l'anus, cèdent également à ce remède parce qu'il neutralise les acides qui entretiennent ces diverses maladies. Enfin, au moyen des *Lotions Alcalinophosphatées* (79), on peut faire disparaître les boutons d'*Acné*, ou *Points noirs* du nez et du visage, les *Pellicules* de la tête, ainsi que la *Gourme* et les *Taches de rousseur* ; il ne faut pas essuyer la partie aussitôt après l'avoir lavée.

Lorsque le *Teint* est jaune et maladif, il ne faut pas recourir aux purgatifs qui ne font qu'irriter le foie davantage et peuvent provoquer la *Jaunisse* complète ; il suffit de prendre la *Poudre Alcalinophosphatée* après les repas principaux, en observant un régime convenable.

96 bis. — Pour obtenir la guérison des maladies inflammatoires des *Reins*, telles que l'*Albuminurie* (33) et celles de la *Vessie*, de la *Prostate*, du canal de l'*Urèthre* (33), et chez la femme celle des *Engorgements de matrice* (33), des *Pertes*, des *Flueurs blanches* (33), il est nécessaire de recourir à la *Médication Alcalinophosphatée* tant pour faire cesser les obstructions de ces divers organes que pour décongestionner le foie, cause ordinaire des maladies ci-dessus.

La même médication s'emploie avec succès contre les maladies contagieuses telles que *Ecoulements, Blennorrhagie, Gonorrhée, Uréthrite, Vaginite, Catarrhes de matrice,* etc. ; par la propriété qu'a la *Poudre Alcalinophosphatée* de neutraliser les liquides virulents : il faut en faire usage comme boisson et en injections (79).

Lorsque les urines sont chargées, troubles, rouges, et qu'elles laissent déposer du sable ou des graviers, il faut encore s'adresser à la *Médication Alcalinophosphatée*. Ces différents signes indiquent un état d'inflammation des voies digestives, et on les voit cesser sous l'influence de cette médication.

Les affections du foie et les maladies des voies digestives conduisent à l'*Impuissance*, principalement chez ceux qui ont fait des excès. On peut guérir cette maladie en faisant le traitement nécessaire à la guérison de celles qui la produisent.

93. — Les éblouissements et divers troubles de la vue se produisent assez fréquemment dans les maladies du foie et de l'estomac, à cause de la difficulté que le sang éprouve à circuler (38). Cette médication se trouve donc ainsi indiquée.

Les insufflations de *Poudre Alcalinophosphatée* dans l'œil conviennent pour obtenir la guérison des *Taies, Taches, Granulations,* et les lotions d'*Eau Alcalinophosphatée* réussissent parfaitement dans le traitement de la *Conjonctivite,* de l'*Ophthalmie purulente,* et de la *Kératite.*

93 bis. — Les applications que nous venons de faire connaître, se trouvent résumées dans le tableau suivant :

Nomenclature alphabétique des circonstances dans lesquelles il convient de faire usage de la Médication Alcalinophosphatée :

Les numéros indiquent les paragraphes auxquels il faut se reporter

Acidités de la bouche (28) (88).
Acné (96).
Agacement des dents (28)(88).
Aigreurs (30) (90).
Albuminurie (33) (96 *bis*).
Alcoolisme (101).
Amygdalite (29) (89).
Angines (29) (89).
Angine granuleuse (29) (89).
Anévrismes (38)(92).
Aphthes (28) (88).
Apoplexie (38) (92).
Appétit perdu (30) (90).
Ascite (31) (91).
Assoupissement après le repas (30) (90).
Asthme (34) (93).
Ballonnement (32) (92).
Battements (38) (92).
Blennorrhagie (96 *bis*).
Bouche mauvaise (28) (88).
Bouche (maladies de la) (28) (88).
Bouffées de chaleur (38) (92).
Boule à la gorge (29) (89).
Bourdonnements (37)(95 *bis*).
Boutons (36) (96).
Bronchite (34) (93).
Brûlures à l'estomac (30) (90).
Calculs (31) (33) (91) (96 *bis*).
Cancer (30) (90).
Carie des dents (28) (88).
Catarrhe (34) (93).

Chancre (36) (96).
Cirrhose (31) (91).
Coliques (32) (92).
Coliques hépatiques (31) (91).
Coliques néphrétiques (33) (96 *bis*).
Congestion (38) (92).
Conjonctivite (97).
Constipation (32) (92).
Coup de sang (38) (92).
Crachements de sang (31).
Crampes d'estomac (30) (90).
Crevasses (96).
Cystite (33) (96 *bis*).
Dartres (36) (96).
Défaillances (31) (91).
Démangeaisons (96).
Dents (28) (88).
Dévoiement (32) (92).
Diabète (31) (91).
Digestion difficile (30) (90).
Dilatation de l'estomac (30) (90).
Douleurs rhumatismales (95).
Dyssenterie (32) (92).
Dyspepsie (30) (90).
Éblouissements (38).
Écorchures (96).
Écoulements (96 *bis*).
Écrouelles (95).
Eczéma (96).
Embarras gastrique (30) (90).
Embonpoint (30).
Enflure (38) (92).

Piqûres venimeuses (96).
Pituite (30) (90).
Plaques muqueuses (96).
Points au cœur (30) (90).
Prostate (maladie de la) (96
  bis).
Prurigo (96).
Reins (maladies des) (96 bis).
Respiration difficile (34) (93).
Rétention d'urine (96 bis).
Rétrécissements (96 bis).
Rhumatismes (95).
Sable dans les urines (33)
  (96 bis).
Salivation (28) (88).
Scrofules (95).
Soif (28) (88).
Spasmes de l'estomac (30)
  (90).
Sueurs (96).
Surdité (37) (95 bis).
Taches de rousseur (96).
Taies (97).

Teint jaune (31 (91).
Toux rebelles (64) (93).
Tranchées (32) (92).
Transpiration (96).
Tubercules (93).
Ulcérations (96).
Ulcères (96).
Uuréthrite (96 bis).
Uurines chargées (96 bis).
Urticaire (96).
Vaginite (96 bis).
Varices (38) (92).
Venins (96).
Vents (32) (92).
Vertige (36) (94).
Vessie (maladies de la) (96
  bis).
Virus (96).
Voix (maladies de la) (34)
  (93).
Vomissements (30) (90).
Vue (troubles de la) (97).

DEUXIÈME PARTIE

DICTIONNAIRE

DES

ALIMENTS ET DES BOISSONS

98. — ABRICOT. — Ce fruit est constitué par une matière pulpeuse renfermant de l'eau, du sucre et des acides. Ceux-ci sont d'autant moins développés que le fruit est plus mûr, mais ils ne disparaissent jamais complètement; par conséquent l'abricot irrite toujours plus ou moins l'estomac et les voies digestives. On remédie facilement à cet inconvénient en prenant une cuillerée à café de *Poudre Alcalinophosphatée* (*Chap. V*) après avoir mangé ce fruit. Son amande renferme une essence irritante aussi qui développe, lorsqu'on la mange, un peu d'acide cyanhydrique, poison violent; il ne faut donc pas en abuser.

98 bis. — ABSINTHE. — Sous le nom d'*Absinthe Suisse*, on consomme dans les cafés, une liqueur composée d'Alcool de qualité variable, dans lequel on a fait macérer des plantes aromatiques parmi lesquelles l'*Absinthe Suisse* ou *Genépi blanc* est celle qui donne la meilleure absinthe. Mais on emploie souvent à la place de celle-ci, des absinthes communes auxquelles on ajoute de la menthe, de la mélisse, du fenouil, de l'angélique, etc., etc., surtout de l'anis, car c'est à cette dernière substance que l'on a principalement recours pour que l'absinthe blanchisse au contact de l'eau ; l'indigo, la teinture de curcuma, le sulfate de cuivre, s'emploient aussi dans le même but. L'absinthe produit momentanément une sensation de bien-être physique et moral, qui pousse celui qui l'a éprouvée déjà à se la procurer de nouveau ; l'usage conduit ainsi à l'habitude, puis à l'abus et à la dégradation physique et morale qui en sont la conséquence véritable. En effet, à l'action désastreuse des alcools de mauvaise qualité, viennent s'ajouter celle des essences d'absinthe et autres plantes aromatiques, qui sont de véritables poisons, sans parler de celle des substances toxiques, telles que le sulfate de cuivre qu'on emploie pour colorer cette liqueur. Outre les inflammations de l'estomac, du foie et des intestins qui existent chez tous les buveurs d'absinthe, ceux-ci sont exposés à l'alcoolisme, à l'épilepsie, à la folie, et à diverses maladies de la moëlle épinière. On peut combattre le mal dans une assez large mesure au moyen de la *Poudre Alcalinophosphatée* qui a pour effet de neutraliser les effets irritants et toxiques de cette boisson ; il faut en prendre une ou deux cuillerées à café chaque fois que l'on boit de cette liqueur, dont il vaudrait mieux néanmoins s'abstenir complètement.

99. — AGNEAU. — L'agneau grillé, rôti, convient parfaitement aux malades et aux personnes délicates. Il faut le manger fraîchement tué, car il ne se conserve pas.

100. — **AIL.** — Le genre *Ail*, de la famille des *Liliacées*, comprend les plantes connues sous les noms d'*Ail*, *Oignons*, *Poireau*, *Ciboules*, *Civettes*, *Rocambole*, *Echalotte*. Elles renferment toutes une essence sulfurée volatile d'odeur pénétrante et désagréable, extrêmement irritante, au point que mise sur la peau, elle fait soulever des cloches. C'est cette essence qui fait que l'on emploie ces divers oignons comme assaisonnements : bien que la cuisson lui fasse perdre une partie de sa force, elle ne laisse pas néanmoins d'irriter très fortement l'estomac et les intestins, même à petite dose. Tous ces légumes ne renferment presque que de l'eau et sont, par conséquent, peu ou point nourrissants ; ils ne font qu'exciter l'appareil digestif en le traversant et ne laissent rien d'utile à notre organisme, ils sont donc non seulement nuisibles, mais encore inutiles et c'est un préjugé de croire qu'ils sont sains, qu'ils purifient l'air et chassent les miasmes. Ils donnent des inflammations d'estomac, de foie et d'intestins, et empêchent de guérir ceux qui souffrent de ces différents organes. L'ail passe, il est vrai, pour détruire les vers, mais il est tant d'autres remèdes moins malfaisants et plus efficaces contre ceux-ci, qu'il vaut mieux ne pas l'employer. C'est à la *Poudre Alcalinophosphatée* (*Chap. V*) qu'il faut recourir pour combattre les mauvais effets de tous ces oignons.

101. — **ALCOOL.** — Ce mot vient de l'arabe et signifie une *chose très subtile* ; il désigne un liquide spiritueux que l'on obtient en distillant les substances qui ont subi la fermentation vineuse, d'où le nom d'*Esprit de vin* qu'on lui donne aussi. Outre le raisin qui produit le vin, beaucoup de substances sont susceptibles de lui donner naissance par fermentation ;

tels sont, par exemple, la plupart des fruits et des légumes sucrés ou féculents comme carottes, sorgho, riz, froment, grains divers. C'est à l'alcool que les boissons fermentées telles que le vin, le cidre, le poiré, la bière, etc., doivent leurs propriétés enivrantes. C'est lui qui forme la base de toutes nos liqueurs de table et qui constitue le cognac, l'eau-de-vie, la fine champagne, le tafia, le rhum, le genièvre, etc.

Les effets de l'alcool sur l'organisme humain sont des plus pernicieux ; il agit non seulement comme irritant sur les organes digestifs, mais aussi comme poison intérieur ; ce n'est pas un aliment, car il ne fait point partie de nos organes, n'est pas utilisé lors de son passage au travers de ceux-ci, et sort par les urines, les sueurs ou la respiration, tel qu'il a été absorbé : il excite momentanément l'énergie des fonctions, mais cette excitation est suivie d'un affaissement d'autant plus grand qu'elle a été plus vive ; le corps est alors comme un ressort trop tendu qui a perdu sa force ; l'usage habituel de l'alcool ou des boissons qui en contiennent, amène des altérations chroniques dans les divers organes du corps humain ; aucun n'est à l'abri. Tous les organes de l'appareil digestif (5), notamment le foie et l'estomac, sont enflammés d'abord, puis atteints de dégénérescence graisseuse et de ramollissement : le cœur, les reins, subissent la dégénérescence graisseuse ; le cerveau d'abord congestionné, puis atteint d'inflammation, finit par se ramollir et s'atrophier. Le mal est plus rapide et plus considérable avec certains alcools qu'avec d'autres ; c'est ainsi que les alcools et eaux-de-vie de pommes de terre et de grains renferment des essences particulières qu sont des poisons plus énergiques encore que l'alcoo

i

lui-même. Malheureusement, le prix peu élevé de ces alcools, les font utiliser, de préférence aux alcools de vin, pour la fabrication des liqueurs ou pour la consommation. Les mauvais effets de l'alcool peuvent être combattus avec succès au moyen de la *Poudre Alcalinophosphatée*, car ce médicament a pour effet de remédier à l'irritation causée par la présence de l'alcool dans nos organes et de neutraliser les effets de celui-ci comme poison spécial. Les personnes que l'habitude ou la nécessité obligent à boire de l'alcool ou des boissons enivrantes, doivent absolument se soumettre à l'usage habituel de la *Médication Alcalinophosphatée* (*Chap. V*), si elles ne veulent pas voir leur santé s'altérer.

102. — ALOUETTES. — La chair de ces animaux, comme celle, du reste, du gibier en général, est excitante et ne convient pas aux personnes atteintes d'inflammation des voies digestives, surtout si on l'accomode avec des assaisonnements. Lorsque la digestion se fait mal, recourir à la *Poudre Alcalinophosphatée*.

103. — ALOSE. — Ce poisson convient parfaitement aux malades et n'est pas irritant, sauf lorsqu'on l'accomode à l'oseille ou avec des assaisonnements. Voy. *Poissons* (345).

104. — AMANDES. — Les amandes douces et toutes celles qui ne développent aucun goût lorsqu'on les mâche, n'ont aucun effet nuisible sur les voies digestives pourvu cependant qu'on ait soin d'enlever la pellicule qui les recouvre, car celle-ci contient du tannin qui peut occasionner des maux d'estomac. Les amandes amères et celles des pêches, abricots, etc., développent, lorsqu'on les mâche, une petite quantité d'acide cyanhydrique, poison violent, avec production d'essence d'amandes amères, que l'on reconnaît facilement au goût et à l'odeur. Ces sortes d'amandes ne doivent se manger qu'avec précaution et en très petite quantité à la fois.

Les amandes sont généralement nourrissantes ; elles contiennent de l'huile douce, de l'albumine végétale, de la gomme, et laissent peu de résidus après la digestion.

105. — **AMERS.** — Sous le nom d'amers, apéritifs, on consomme avant les repas, des liqueurs ou des vins généralement très alcooliques, tels que l'absinthe, le bitter, le vermouth, le madère, le vin de quinquina, etc,; etc. Ces boissons ont ordinairement l'effet tout opposé de celui qu'on attend d'elles, parce que les personnes qui en font usage, au lieu d'avoir besoin d'exciter leur estomac, ont généralement cet organe trop surmené, et elles ne font alors qu'augmenter l'irritation dont il est le siège. Les mauvais effets de ces apéritifs peuvent toujours être combattus avec succès par notre médication (*Chap. V*).

106. — **ANANAS.** — C'est le fruit d'un arbre de la famille des *Broméliacées* qui croît aux Antilles et dans l'Amérique du Sud. Il jouit d'un parfum très délicat dû à la présence d'une essence volatile excitante. Il contient un peu de sucre et beaucoup d'eau. Les personnes atteintes de maladies de l'estomac ou du foie devront s'abstenir d'en faire usage ou tout au moins en neutraliser les effets au moyen de la *Poudre Alcalinophosphatée*.

107. — **ANDOUILLE.** — Voyez *Charcuterie* (162).

108. — **ANCHOIS.** — Petits poissons marinés que l'on sert comme hors d'œuvre ; ils sont excitants et ne conviennent pas dans les maladies décrites dans cet ouvrage.

109. — ANGÉLIQUE. — On mange les tiges d'*Angélique* confites dans du sucre cuit. Cette plante, comme toutes celles de la famille des *Ombellifères*, dont elle fait partie, renferme une huile essentielle aromatique qui est irritante pour les voies digestives ; on peut en neutraliser l'effet au moyen de la *Poudre Alcalinophosphatée (Chap. V)*.

110. — ANGUILLE. — L'*Anguille de mer* ou *Congre* et l'*Anguille d'eau douce* peuvent être mangées sans inconvénient par les malades, pourvu qu'on évite de les faire cuire dans le court bouillon et qu'on ne les apprête pas avec des assaisonnements irritants.

111. — ANIS. — On appelle *Anis vert*, les semences d'une plante de la famille des *Ombellifères* ; elles renferment une huile essentielle qui a la propriété d'irriter assez fortement les voies digestives ; c'est ce qui fait qu'on l'emploie contre les indigestions et pour faire sortir les gaz ; mais elle est plus nuisible qu'utile. Les gâteaux et dragées à l'anis, la liqueur appelée *Anisette* ont les mêmes inconvénients.

L'*Anis étoilé* ou *Badiane* est le fruit sec d'un arbre de la famille des *Magnoliacées* qu'on emploie dans les mêmes circonstances que l'anis vert et dont les propriétés et les inconvénients sont les mêmes.

112. — AROW-ROOT. — C'est une fécule produite par une plante originaire des Indes Orientales et qui est cultivée à la Jamaïque. Elle est très légère, très adoucissante, et convient parfaitement pour faire des potages aux nourrissons, aux convalescents et aux malades.

113. — ARTICHAUT. — Cet aliment n'est pas défavorable à l'estomac, pourvu qu'on en abuse pas. Si on le mange cru, il faut le mâcher convenablement.

En cas de maladie, le manger au sel seulement, sans poivre ni vinaigre, ou avec une sauce blanche, ou en beignets.

114. — ASPERGE. — Cette plante fournit à la cuisine des pousses ou *Pointes d'asperge* renfermant un principe actif nommé *Asparagine* qui passe pour faire uriner. Mêmes remarques que pour l'artichaut.

115. — AUBERGINE. — C'est le fruit de la *Morelle mélongène*, plante de la famille des *Solanées* qui croît dans le midi de la France. Etant fade par lui-même, il ne peut guère être mangé qu'avec des assaisonnements assez forts, ce qui en rend l'usage pernicieux aux malades et même aux bien portants.

116. — AZOTE. — L'Azote est un gaz qui fait partie de l'air que nous respirons, dans la proportion d'environ 79 pour cent; il entre dans la composition des tissus dont nos organes sont formés, principalement les muscles, qui ne sont autre chose que ce qu'on appelle la *Chair* ou la *Viande*. La chair que nous mangeons sert donc à fournir de l'azote à nos organes; mais d'autres aliments, tels que le blanc d'œuf, le fromage, en contiennent aussi. Tous ces aliments sont dits *Aliments azotés*, par opposition aux *Aliments féculents* qui, comme le pain, les farines, les légumes farineux, renferment au contraire très peu d'azote, mais beaucoup de fécule, laquelle sert à entretenir, non pas notre chair, mais notre graisse.

Pour qu'un régime soit complet et suffisamment réparateur, il doit contenir des aliments azotés et des aliments non azotés en proportion convenable, c'est à dire que si la viande est indispensable, les légumes farineux le sont aussi. Voyez *Régimes* (364).

117. — BANANES. — Fruits du *Bananier*, arbre

qui croît sous les Tropiques. Ils ont le goût des *Figues* et jouissent des mêmes propriétés que celles-ci (217).

118. — BAR. — Ce poisson de mer, fort estimé, cause parfois des indigestions que l'on peut d'ailleurs prévenir ou combattre au moyen de notre médication (*Chap. V*).

119. — BARBEAU. — Poisson de rivière dont les œufs causent assez fréquemment une sorte d'empoisonnement. Même remède que ci-dessus.

120. — BARBUE. — Poisson de mer très fin et délicat. Mêmes remarques que pour le *Turbot* (402).

121. — BÉCASSE. — Comme presque tout le gibier, ces oiseaux forment un aliment excitant ordinairement relevé d'ailleurs par des épices. Voyez *Gibier* (234).

122. — BEIGNETS. — Les beignets de pommes, de pêches, d'abricots, etc., ont les inconvénients signalés à l'article *Fruits* (226). Mais les beignets de salsifits, d'artichaut, ou simplement de pâte sucrée, peuvent être mangés sans danger.

123. — BETTERAVES. — Cette racine, très riche en sucre, peut être mangée par tous les malades, sauf cependant ceux qui sont atteints de *Diabète*, pourvu qu'elle ne soit pas assaisonnée avec des irritants.

124. — BEURRE. — Le beurre frais, de bonne qualité, est le seul qui convienne aux malades et aux convalescents. Le beurre vieux est acide, ce qui le rend âcre et irritant; quant à la margarine et autres imitations, il faut absolument en repousser l'usage.

125. — BIÈRE. — Cette boisson, qui devrait être fabriquée uniquement avec de l'orge et du houblon, est très souvent falsifiée avec des substances nuisibles.

Elle renferme de l'alcool, un peu de matière sucrée, de l'acide acétique, un principe amer et aromatique, de la fécule et des matières organiques en grande quantité. Il résulte de cette composition que la bière est une boisson enivrante pouvant produire l'alcoolisme, à cause de son alcool ; qu'elle est nuisible aux personnes atteintes de gastrite, de maladie de foie et d'intestins, à cause de son acide et de son principe aromatique ; qu'elle peut rendre quelques services aux anémiques, aux convalescents, et en général à toutes les personnes affaiblies par privation, à cause de son amertume, qui excite l'appétit, et de ses principes organiques, qui sont nourrissants.

Les buveurs de bière sont sujets à de nombreux malaises ; pour prévenir ou dissiper ceux-ci, c'est à la *Médication Alcalinophosphatée* qu'il faut avoir recours.

126. — **BIFTECKS**. — Pour qu'ils soient facilement digérés, il faut les manger peu cuits, sans poivre, persil, cresson, ni moutarde et ne pas les faire macérer préalablement dans du vinaigre. Comme assaisonnement, le beurre frais et le sel sont ce qui convient le mieux.

127. — **BISCOTTE**. — Pain séché au four et qui sert à faire de la panade pour les nourrissons. Il ne faut pas user de cet aliment avant que la première dentition soit achevée, et se rappeler que les farines avec lesquelles on fait le pain contiennent souvent des substances nuisibles (214). En cas d'indisposition, donner du lait seul, ou faire de la bouillie de fécule ou d'arow-root.

128. — **BISCUITS**. — On les fait avec de la farine, du sucre et du blanc d'œuf. Ce sont un des rares desserts que l'on puisse permettre aux convalescents et aux personnes atteintes de maladies des voies digestives.

129. — BŒUF. — Cette viande est une des plus saines et des plus nourrissantes ; il ne faut pas qu'il soit dur, afin de pouvoir être mâché complètement ; c'est bouilli, grillé ou rôti, qu'il faut le donner aux malades. Le bœuf à la mode ne convient pas à ceux-ci, à cause des carottes et des oignons qui l'accompagnent.

130. — BOLET. — Les bolets sont des champignons à chapeau de dimensions parfois considérables ; ils diffèrent des agarics en ce que le dessous de leur chapeau est percé de petits trous, tandis que celui des agarics est composé de lamelles ou feuillets. Le bolet comestible ou cèpe ordinaire, a le dessus du chapeau brun ou noir, le dessous blanc ou jaune ; sa chair est blanche ou rosée, elle ne bleuit pas à l'air lorsqu'on l'a coupée. Ce champignon croît aux pieds des chênes et des châtaigniers. C'est un aliment sain et nourrissant dont on peut faire usage même en cas de maladie à condition de ne l'assaisonner qu'au beurre et au sel seulement. En cas d'indigestion ou d'empoisonnement par les champignons, faire ce qui est indiqué à l'article *Champignons* (160).

131. — BOUDIN. — Le boudin noir se fait avec du sang de porc ; le boudin blanc avec de la mie de pain, du lait et du lard. C'est un aliment de digestion généralement difficile, surtout lorsqu'il contient des oignons, du poivre et des épices, ce qui est généralement le cas ; il est alors nuisible et si l'on s'en trouve incommodé, il faut recourir à notre médication (*Chap. V*). Voyez *Charcuterie* (162).

132. — BOUILLABAISSE. — Potage provençal confectionné avec plusieurs sortes de poissons que l'on fait cuire avec de nombreux assaisonnements, parmi lesquels l'ail, le citron, le safran, le vin blanc, etc. Ce potage est tout à fait propre à donner des inflammations d'intestins à ceux qui n'en ont pas encore.

133. — BONBONS. — Ces sucreries peuvent se manger sans inconvénient lorsqu'elles ne contiennent que du sucre, de la gomme et autres substances inoffensives; tels sont les boules de gomme, le sucre d'orge, les dragées aux amandes mondées de leur pellicule; mais ceux qui contiennent des liqueurs, des substances aromatiques telles que l'anis, l'angélique, la menthe, et ceux qui sont colorés avec des sels de plomb, de cuivre ou de mercure, sont nuisibles ou dangereux.

134. — BOUILLIES. — On les prépare le plus souvent avec de la farine; mais celle-ci n'étant pas toujours de bonne qualité et pouvant contenir des substances dangereuses, de l'alun par exemple, il faut, si la bouillie paraît mal se digérer, préparer celle-ci avec de la fécule de pommes de terre ou de l'arow-root. Il faut se rappeler que les enfants en bas-âge n'en doivent pas faire usage trop tôt, et jamais avant que la première dentition soit achevée.

135. — BOUILLON. — Le *Bouillon gras* se prépare ordinairement avec de la viande de bœuf dans la proportion de 1 kilo de viande avec os, moelle et graisse, pour 6 à 8 litres de bouillon. On met sur un feu doux pour commencer, et la cuisson doit se faire d'une manière graduelle et uniforme; on écume, on sale. On ajoute, après avoir écumé, quelques légumes, comme carottes, choux, panais, poireaux, et on colore avec du caramel. Les légumes ci-dessus étant aromatiques et excitants, le bouillon gras ainsi préparé, n'est pas favorable aux personnes atteintes de gastrites et de maladies de foie; il peut même leur être nuisible si elles en font un usage fréquent.

Le bouillon gras n'est pas un aliment complet; il ne saurait suffire pour entretenir la vie à lui seul. Lorsque l'on alimente un malade exclusivement avec du bouillon gras, on l'expose à périr d'inanition au bout d'un certain temps. On doit toujours donner, outre le bouillon, du lait ou des œufs, qui sont des aliments complets, ou même le remplacer complètements par ceux-ci.

Le *Bouillon aux herbes* se prépare en faisant cuire ensemble, dans un litre d'eau, 40 grammes d'oseille, 20 de laitue, 10 de poirée et 10 de cerfeuil; on ajoute un peu de sel et de beurre. Ce bouillon étant acide, ne convient pas aux personnes atteintes de maladies d'estomac.

Le *Bouillon de veau* se prépare en faisant bouillir pendant deux heures, à une douce chaleur, 120 grammes de rouelle de veau dans un litre d'eau; on passe après refroidissement. On prépare de même les *Bouillons de poulet*, *d'écrevisses*, de *tortue*, de *mou de veau*, de *grenouilles*.

Les *Tablettes de bouillon*, *Extraits de viande*, etc., ne donnent que des bouillons de mauvaise qualité, moins nourrissants et moins agréables que ceux que l'on fait soi-même avec de la viande fraîche.

136. — BRÊME. — C'est un poisson d'eau douce sain et nourrissant. Mêmes observations que pour la *Carpe* (151).

137. — BRIOCHE. — Ce gâteau, composé de farine, beurre et œufs, peut être mangé sans inconvénient par les malades; il n'est pas irritant pour l'estomac.

138. — **BROCHET.** — La digestion de ce poisson est facile; on peut donc le donner aux malades sans assaisonnements autres que le sel, le beurre, ou la sauce blanche sans vinaigre; ses œufs ont parfois le même inconvénient que ceux du *Barbeau* (119).

139. — **BROU DE NOIX.** — C'est l'écorce verte des noix fraîches. Elle contient beaucoup de tannin; c'est pourquoi la liqueur que l'on prépare en faisant tremper cette écorce dans de l'eau-de-vie que l'on sucre ensuite et à laquelle on ajoute de la coriandre, de la cannelle et de la muscade, est très nuisible à l'estomac, surtout lorsque cet organe est déjà souffrant.

140. — **CABILLAUD.** — Voyez *Morue* (297).

141. — **CACAO.** — Les semences de cacao contiennent une matière grasse ou *Beurre de cacao*, de la fécule, du sucre et un principe actif nommé *Théobromine*. Les coques servent à faire une décoction que l'on ajoute au lait des enfants élevés au biberon, mais à tort, car cette tisane, légèrement excitante, ne peut avoir aucune utilité et prédispose, au contraire, les nourrissons à contracter des dérangements de l'estomac et des inflammations d'intestins. L'amande du cacao sert principalement à faire du chocolat, aliment nourrissant et légèrement excitant, qui convient mieux que le café au lait aux personnes atteintes de maladies de l'estomac, du foie et des intestins, mais dont il faut cependant s'abstenir dans les cas graves.

142. — **CAFÉ.** — Le café renferme un principe actif nommé *Caféine*, un tannin particulier, un acide, des substances grasses, des huiles essentielles aromatiques, qui lui communiquent son parfum, et d'autres principes moins importants.

Le café est nuisible aux personnes nerveuses, surexcitées, impressionnables, à cause de sa caféine; aux personnes atteintes de maladies de l'estomac et du foie, à cause de son tannin, de son acide et de ses principes aromatiques. Il peut être utile toutes les fois que le système nerveux a besoin d'être surexcité; il stimule alors tout l'organisme, mais cette stimulation est suivie d'une prostration, d'un affaissement, qui sont en rapport avec le degré d'excitation produite précédemment. C'est ce qui explique pourquoi ceux qui prennent habituellement du café finissent par ne plus pouvoir s'en passer. Le café n'est pas très nourrissant par lui-même, mais il trompe l'appétit, parce qu'il empêche la désassimilation. A dose élevée, c'est un contrepoison de l'opium, du laudanum et de la morphine.

L'usage habituel et prolongé du café finit par occasionner la gastrite; puis l'inflammation et la congestion du foie, d'où des hémorrhoïdes, et chez la femme des flueurs blanches; il peut même survenir une *Cirrhose* (31), affection presque toujours mortelle.

143. — **CAILLE**. — Mêmes observations que pour la *Bécasse* (121).

144. — **CANARD**. — Le *Canard sauvage* est d'une digestion généralement difficile; il ne convient pas aux malades, surtout s'il est assaisonné avec des épices. Le canard domestique se digère mieux; les personnes atteintes des maladies d'estomac devront le manger jeune, rôti, aux petits pois, ou même aux olives, pourvu qu'on n'y ajoute aucun autre assaisonnement que le sel.

145. — **CANNELLE**. — C'est l'écorce d'un arbre de la famille des Lauriers, qui croît en Chine, à

Ceylan et à Cayenne. Elle contient du tannin, de l'amidon, un acide et une huile volatile qui lui donne son odeur et son arôme. Cette écorce qui sert à aromatiser une foule de préparations culinaires et de liqueurs, jouit de propriétés très excitantes qui la rendent nuisible aux personnes atteintes d'inflammation d'estomac, du foie, et autres organes ; elles n'est utile qu'aux personnes très affaiblies, qui ont besoin d'excitant.

146. — CAPRES. — Ce sont les boutons du *Câprier*, arbrisseau qui croît dans le Midi de la France. On les fait confire dans le vinaigre pour servir d'assaisonnement. Ils sont irritants pour l'estomac, le foie et les intestins.

147. — CARAMEL. — C'est du sucre brûlé qui sert à colorer les sauces, les compotes, les entremets, le bouillon. Il faut s'en abstenir dans les maladies de l'estomac, car il irrite cet organe.

148. — CARDONS. — Ce sont les feuilles des tiges d'une espèce d'artichaut que l'on fait blanchir en les étiolant. Mêmes observations que pour l'*Artichaut* (113).

149. — CAROTTE. — La racine de carotte contient beaucoup de sucre, un principe spécial appelé *carotine*, et, comme toutes les plantes de la famille des *Ombellifères* dont elle fait partie, une essence aromatique qui est irritante pour l'estomac et pour le foie. C'est donc bien à tort et à leur grand détriment qu'on administre le jus de carotte aux personnes atteintes de maladies de foie ou à celles qui ont la jaunisse. Dans toutes les maladies des voies digestives, il faut s'abstenir avec soin de faire usage de carotte comme aliment et éviter toutes les préparations culinaires qui en renferment ; c'est pourquoi il est souvent nécessaire de n'en mettre que le moins possible dans le pot-au-feu. Voyez *Bouillon*. La *Poudre Alcalinophosphatée* neutralise les effets irritants de ce légume.

150. — **CAROUBE**. — C'est le fruit d'un arbre de la famille des *Légumineuses* qui croît dans le Midi de la France et en Algérie. Il contient du sucre et un acide, ce qui lui donne des propriétés irritantes pour le tube intestinal; aussi l'a-t-on employé comme purgatif, bien qu'il serve à l'alimentation.

151. — **CARPE**. — Ce poisson est d'un meilleur goût lorsqu'il est pêché dans les eaux vives et non dans les étangs. Il convient très bien aux malades : sa chair est nourrissante et de facile digestion; mais les assaisonnements qui servent à l'apprêter, notamment le vinaigre, le court-bouillon, le poivre, les oignons, le thym, le persil, etc., sont nuisibles à bien des estomacs; il est donc préférable de la manger frite ou grillée avec une sauce au beurre ou au sel.

152. — **CASSIS**. — C'est le fruit d'une sorte de groseiller, que son arôme spécial fait rechercher pour la fabrication d'une liqueur qui porte son nom. Il est irritant et offre tous les inconvénients signalés au mot *Fruits* (226).

153. — **CAVIAR**. — Voyez *Esturgeon* (212).

154. — **CÉLERI**. — Plante de la famille des *Ombellifères* dont on mange les tiges et qui contient une essence aromatique irritante; les malades doivent s'en abstenir et lorsqu'il incommode la digestion, il faut recourir à la *Poudre Alcalinophosphatée* (*Chap. V*).

155. — **CÈPES**. — Voyez *Bolet* (130).

156. — **CERFEUIL**. — Plante ombellifère qui contient beaucoup d'huile essentielle très irritante. Il faut s'en abstenir complètement dans les maladies des voies digestives, et même il est prudent de n'en pas faire usage dans l'état de santé, car elle peut occasionner des maladies inflammatoires du foie et de l'estomac. On peut combattre ses mauvais effets au moyen de la *Médication Alcalinophosphatée* qui a pour effet de neutraliser son principe irritant. D'ailleurs cette herbe ne sert absolument que comme assaisonnement et pour flatter le goût, car elle ne possède aucun pouvoir nourrissant.

157. — CERISES. — Ces fruits contiennent de l'eau, du sucre et beaucoup d'acide ; cet acide irrite l'estomac et les intestins et occasionne souvent des inflammations du côté de ces organes. Comme ils ne sont presque pas nourrissants, on peut toujours s'en abstenir si l'on veut conserver l'intégrité de son estomac, et il faut bien se garder d'en faire usage dans les maladies qui font l'objet de ce livre. La *Poudre Alcalinophosphatée* est le moyen le plus sûr et le plus efficace de neutraliser l'acidité de ces fruits ; mais il faut la prendre presqu'aussitôt après avoir mangé ceux-ci, afin que l'effet irritant de l'acide n'ait pas le temps de se produire.

Il est imprudent d'avaler les noyaux des cerises que l'on mange, car il arrive quelquefois que ceux-ci s'arrêtant dans le cul-de-sac de la partie du gros intestin appelée *cœcum*, y produisent une inflammation suivie d'abcès, de perforation et de péritonite occasionnant la mort.

158. — CERVELAS. — Voyez *Charcuterie* (162).

159. — CERVELLE. — Les cervelles de bœuf, de veau, de mouton, constituent des aliments très nourrissants, car elles sont très riches en matières grasses et en phosphate, et ne laissent aucun résidu après la digestion. Celle-ci en est généralement facile, pourvu qu'on ne les assaisonne pas au vinaigre, au persil, au poivre, etc.; aussi conviennent-elles aux convalescents et aux maladesen, ayant soin de les passer simplement dans le beurre avec un peu de sel. Quelques personnes, principalement celles qui ont de l'embonpoint, ont cependant de la difficulté à digérer cette sorte d'aliment; elles devront recourir alors à la *Poudre Alcalinophosphatée*, qui a la propriété d'émulsionner les matières grasses qui composent presqu'entièrement l'aliment dont il s'agit, c'est-à-dire que ces matières grasses deviennent liquides, solubles, et sont alors facilement digérées et absorbées.

160. — **CHAMPIGNONS.** — Cette classe de végétaux fournit à l'alimentation un grand nombre d'espèces très agréables et très nourrissantes, mais elle en renferme d'autres très dangereuses, parce que ce sont des poisons très violents pour l'homme. Contrairement aux autres végétaux qui renferment plus de fécule ou de sucre que de matières azotées (Voy. *Azote*), ces champignons renferment, au contraire, plus de matière azotée que d'autres substances, et sous ce rapport, ils se rapprochent donc de la *Viande* (399).

On ne saurait apporter trop de prudence dans la consommation et le choix des champignons. Il faut s'abstenir absolument de manger ceux que l'on ne connaît pas parfaitement, ainsi que ceux qui ne sont pas frais. L'habitude seule peut apprendre à connaître les champignons, car beaucoup d'espèces dangereuses ressemblent tellement aux espèces comestibles, que les descriptions qu'on peut en faire sont insuffisantes pour éviter l'erreur. J'ai indiqué dans le cours de cet ouvrage les particularités relatives à chacune des espèces principales.

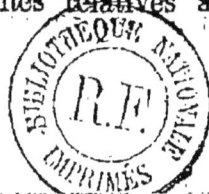

5

L'empoisonnement par les champignons se traduit par des symptômes cholériformes, tels que vomissements, diarrhée, crampes, refroidissement de la peau; ces empoisonnements, au début, doivent être traités par les *vomitifs* et *purgatifs*, ensuite par la *Poudre Alcalinophosphatée* à haute dose; on administre ensuite des *cordiaux* énergiques, thé, café concentré, vin chaud, rhum, cognac.

161. — CHANTERELLE, *Girole*. — Petit champignon de couleur jaune pâle qui croît sur le bord des fossés et dans les bois; son parfum et son goût sont assez agréables, et n'ont pas d'effet nuisible.

162. — CHARCUTERIE. — Les viandes de porc assaisonnées ou fumées sont nuisibles aux personnes atteintes de maladies de l'estomac, du foie et des intestins; mais il n'en est pas de même lorsqu'elles sont fraîches ou simplement salées, car dans cet état elles ne sont pas plus indigestes que d'autres. Cependant il se produit quelquefois une sorte d'empoisonnement après l'ingestion de produits de charcuterie de mauvaise qualité; il peut se développer, en effet, dans certaines viandes, des poisons organiques donnant lieu à des symptômes analogues à ceux du choléra; il faut traiter les indispositions comme l'empoisonnement par les *Champignons*. (160).

Les viandes de charcuterie devront être cuites avec soin, à cause des germes de parasites qu'elles peuvent renfermer et qu'une forte cuisson peut seule détruire. Dans les pays où l'on mange la viande de porc crue ou simplement fumée, la trichine et le ver solitaire sont très communs.

La plupart des préparations de charcuterie, telles qu'andouilles, saucisses, saucissons, cervelas, etc. contiennent des assaisonnements épicés, tels que l'ail, l'oignon, le poivre, etc. Il faut donc s'en abstenir dans les cas où ces assaisonnements sont interdits, ou tout au moins en combattre les effets au moyen de notre médication (*Chap. V*).

164. — CHATAIGNES, — Elles renferment du sucre, du gluten (214) et beaucoup de fécule. C'est un aliment sain et nourrissant dont on peut faire usage impunément.

164. — CHEVREAU. — Mêmes observations que pour l'*Agneau* (99).

165. — CHEVREUIL, — La viande de ce gibier est excitante et d'une digestion d'autant plus difficile que l'on ne peut guère le manger qu'avec force apprêts et assaisonnements épicés. C'est pourquoi elle ne convient pas aux malades, surtout ceux qui souffrent du foie, de l'estomac et de l'intestin. La *Médication Alcalinophosphatée* peut remédier aux inconvénients causés par l'usage de cette viande, comme de toutes celles, du reste, qui constituent la venaison.

166. — CHICORÉE. — Les feuilles de cette plante se mangent en salade, soit vertes, soit étiolées ; dans ce dernier cas elles constituent ce qu'on appelle *Barbe de capucin*. Bien que douée d'une saveur amère, cette herbe n'étant ni acide, ni aromatique, ne serait pas malfaisante pour l'estomac, n'étaient le vinaigre et le poivre qu'on met généralement dans toute salade. Pour éviter ces assaisonnements, on peut se contenter d'huile et de sel. Mêmes remarques pour les variétés connues sous les noms d'*Endive, Chicorée frisée, Scarole*.

167. — CHOCOLAT. — Préparé avec du cacao, du sucre, et quelques autres aromates, cet aliment jouit des mêmes propriétés que le *Café* (142) et en offre aussi les inconvénients, mais à un degré beaucoup plus faible. Il ne faut donc pas en faire un trop grand usage, même dans l'état de santé. Voyez *Cacao* (141).

168. — CHOU. — Le chou appartient à la famille des *Crucifères*, et comme toutes les plantes de cette famille, il renferme une essence sulfurée aromatique très irritante pour les voies digestives ; c'est ce qui fait que le chou passe pour indigeste. Les malades doivent s'abstenir de ce légume, qui est surtout funeste à ceux qui sont atteints de maladies du foie et des intestins ; il communique au bouillon gras des propriétés irritantes. Le principe irritant du chou peut néanmoins être détruit au moyen de la *Poudre Alcalinophosphatée.*

169. — CHOUCROUTE. — Cet aliment se prépare au moyen du *Chou blanc cabus* fermenté dans la saumure avec divers épices ; il contient, outre l'essence irritante signalée dans l'article précédent, des acides très nuisibles à l'estomac. C'est du chou dont les inconvénients sont augmentés. V. *Chou* (168).

170. — CIBOULE. — Voyez *Ail* (100).

171. — CIDRE. — Boisson fermentée faite avec le jus de pommes ou de poires. Elle renferme de l'alcool, du sucre et surtout des acides. Par son alcool, elle peut occasionner l'alcoolisme ; par son acidité, elle détermine inévitablement des gastrites et des inflammations d'intestins chez ceux qui en font usage. A ce point de vue, on peut la considérer comme très nuisible pour la santé publique. Dans tous les pays où l'on boit du cidre, les maladies de l'estomac font les plus grands ravages dans la population.

Pour combattre les mauvais effets de cette boisson, la *Médication Alcalinophosphatée* est ce qu'on peut employer de plus efficace.

172. — **CITRONS.** — L'écorce de citron renferme une essence aromatique irritante, et la pulpe une grande quantité d'acide appelé *Acide citrique*. Le jus de citron qui s'emploie pour faire des limonades, ou pour assaisonner certains mets, est donc très irritant, et ceux qui en font, même simplement usage, s'exposent à faire le plus grand tort à leur estomac. La *Poudre Alcalinophosphatée* ayant la propriété de détruire les acides et de combattre les irritations, constitue le meilleur remède ou préservatif à opposer aux préjudices causés par l'usage de ce fruit.

173. — **CLOU DE GIROFLE.** — C'est la fleur non développée d'un petit arbre de la famille des *Myrtacées*, qui croît aux Molluques et aux Antilles. Il a une odeur aromatique et une saveur âcre et épicée, dûes à la présence d'une essence volatile très abondante, et qui le font employer comme épice dans certaines préparations culinaires. En raison de l'irritation violente causée par l'âcreté de son essence, il faut ranger cet épice parmi les plus nuisibles à la santé.

174. — **CLOVISSES.** — Petits coquillages comestibles. Mêmes observations que pour la *Moule* (299).

175. — **COCHON.** — Voyez *Porc* (349).

176. — **COINGS.** — Ce sont les fruits du *Cognassier*, arbre de la famille des *Rosacées*. Ils contiennent du tannin, du sucre, et beaucoup d'acide ; par conséquent, ils sont irritants pour les voies digestives ; ils produisent la constipation. La *Poudre Alcalinophosphatée* (*Chap. V*) en neutralise les effets.

Les pépins de coings renferment au contraire, une substance mucilagineuse et adoucissante qui n'a rien de nuisible.

177. — **COMPOTES.** — Les compotes de fruits

ont les mêmes inconvénients que les fruits avec lesquels on les confectionne ; c'est une erreur de croire que la cuisson et le sucre enlèvent toute acidité aux fruits. Par conséquent on devra éviter l'usage des compotes dans tous les cas où celui des fruits est nuisible, et en combattre les effets au moyen de la *Médication Alcalinophosphatée.*

138. — CONCOMBRES. — Ce sont les fruits d'une plante de la famille des *Cucurbitacés.* Ils renferment beaucoup d'eau et très peu de principes nourrissants. Leur usage comme aliment offre peu d'inconvénients.

139. — CONSERVES. — Bien que généralement faites d'une manière convenable, les conserves alimentaires de viandes, de poisson, de légumes, etc. occasionnent néanmoins quelquefois des accidents. Ceux-ci heureusement ne sont pas très communs ; mais si l'on s'en trouvait victime, il faudrait leur opposer la *Poudre Acalinophosphatée (Chap. V).*

180. — CONSOMMÉ. — Mêmes remarques que pour le *Bouillon* (135).

181. — CORNICHON. — C'est le fruit d'une plante de la famille des *Cucurbitacées* qui, confite dans le vinaigre, sert de condiment et d'assaisonnement. Les cornichons sont nuisibles à l'estomac, principalement à cause du vinaigre qu'ils renferment. Voyez *Vinaigre* (408).

182. — CORNOUILLER. — Plante de la famille du chèvrefeuille, dont les fruits, appelés *Cornes, Cornouilles* ou *Cormes,* servent à faire une boisson fermentée. Ces fruits étant acides et contenant du tannin, communiquent à cette boisson des propriétés irritantes qui nuisent à l'intégrité des voies digestives et à l'estomac principalement ; aussi les personnes qui en font usage ont-elles toujours une gastrite plus ou moins développée, mais dont on peut cependant prévenir le développement ou enrayer les progrès à l'aide de notre médication (*Chap. V*).

183. — COTELETTES. — Consulter les articles de chaque sorte de viande en particulier.

184. — COURT-BOUILLON. — Lorsqu'il renferme du vinaigre, du vin ou des épices, il communique aux poissons que l'on y fait cuire, des propriétés irritantes pour les voies digestives en général et l'estomac en particulier. Pour éviter cela, il faut faire cuire le poisson dans de l'eau salée seulement; le goût en sera peut-être moins agréable, mais l'usage en sera plus sain.

185. — CRABES. — Ces crustacées constituent un aliment sain et qui n'est nullement irritant, à moins qu'on ne leur ajoute des épices, du vinaigre, ou d'autres assaisonnements irritants. Après les avoir fait cuire dans l'eau salée, on peut se contenter de les manger avec de l'huile et du sel.

166. — CRÈMES. — La crème du lait constitue un aliment sain et nourrissant. Quant aux crèmes préparées avec du jaune d'œuf du sucre et du lait, elles peuvent convenir à tous les estomacs, sauf cependant celles qui, faites avec du café ou du chocolat, ont nécessairement les inconvénients que j'ai signalés aux articles qui concernent ces deux substances. La vanille ou la fleur d'orangers n'offrent pas autant d'inconvénients.

167. — CRÊPES. — Elles ne sont pas nuisibles lorsqu'elles sont faites avec de bonne farine et sans addition d'eau-de-vie. Celles qui sont faites avec des farines communes, donnent souvent des indigestions.

188. — CRESSON. — Plante de la famille des *Crucifères* renfermant une essence sulfurée irritante qui lui donne une saveur poivrée. C'est bien à tort qu'elle passe pour utile à la santé ; car si elle convient quelquefois aux personnes lymphatiques et aux estomacs qui ont besoin d'un excitant, elle est la plupart du temps nuisible, surtout aux personnes atteintes des maladies qui font le sujet de ce livre. La *Poudre Alcalinophosphatée* a la propriété de neutraliser son principe irritant.

189. — **CREVETTES.** — Mêmes propriétés alimentaires que le *Crabe* (165).

190. — **CURAÇAO.** — Cette liqueur faite avec de l'alcool, du sucre et des écorces d'oranges amères, irrite fortement les voies digestives. Bien qu'agréable au goût, elle ne saurait être considérée autrement que comme nuisible à la santé.

191. — **DATTES.** — Ce sont les fruits d'un palmier qui croît en Afrique et dans les pays chauds. Ils contiennent beaucoup de sucre, de fécule et une matière mucilagineuse. La peau qui les recouvre contient un peu de tanin : mais ils sont néanmoins peu ou point irritants, et très nourrissants.

192. — **DAURADE.** — Poisson de mer qui peut vivre aussi dans l'eau douce. C'est un aliment estimé et inoffensif.

193. — **DIÈTE.** — Voyez *Régimes* (364).

194. — **DINDON**, *Dinde*. — La viande de ce volatil est parfois difficile à digérer. C'est pourquoi les malades doivent n'en faire usage qu'avec modération et recourir à la *Poudre Alcalinophosphatée* lorsqu'ils s'en trouvent incommodés.

195. — **DORADE.** — Poisson d'eau douce de la même espèce que les poissons rouges qui vivent dans les bassins. Il passe pour nuisible.

196. — **DRAGÉES.** — Celles qui ne renferment

que du sucre et des amandes mondées de leur pellicule n'offrent aucun inconvénient. Mais celles qui
contiennent des liqueurs ou des substances aromatiques comme l'anis, sont irritantes pour l'estomac.

197. — **EAU.** — L'eau est indispensable à la vie ;
elle entre dans la composition du sang et des autres
liquides de l'organisme ; elle fait partie de tous nos
organes. C'est la boisson naturelle. Les eaux n'ont
pas toutes la même composition ni les mêmes qualités : celles qui conviennent le mieux comme boisson
se nomment *eaux potables ;* ce sont, en première
ligne, les eaux de source et les eaux de puits. Celles-
ci doivent être fraîches, limpides, sans odeur, d'une
saveur agréable, dissoudre le savon sans se troubler,
et cuire les légumes sans les durcir. Elles contiennent
des gaz et une petite quantité de sels en dissolution,
ce qui rend leur goût agréable et leur digestion facile ;
c'est pourquoi l'eau distillée, qui est de l'eau absolument pure, ne peut servir de boisson. Il en est de
même des eaux trop chargées en sels, comme l'eau
de mer et les eaux dites minérales, trop souvent employées comme eaux de table. Les eaux de rivière
ont l'inconvénient d'avoir une température et une
composition variables, selon la saison ; elles sont
souvent souillées par la présence de matières organiques. Les eaux de citerne sont fraîches et peuvent
être employées à défaut d'autres eaux. On appelle
eaux crues ou *eaux séléniteuses,* celles qui dissolvent mal le savon et durcissent les légumes pendant
la cuisson. Elles doivent ces inconvénients au sulfate
ou au carbonate de chaux qu'elles renferment.

Afin de purifier et d'éclaircir les eaux destinées à
la boisson, on se sert généralement de filtres en grès,
qui retiennent les impuretés. On a même préconisé,

dans ces derniers temps, l'usage de filtres en porcelaine qui auraient la propriété de retenir les microbes. Ces appareils, qui ont la prétention de nous préserver des maladies, ont peut-être un effet tout opposé, car les microbes qui vivent naturellement dans les eaux potables et que l'on rencontre toujours dans les eaux les plus saines, ont très probablement la propriété de nous préserver des maladies infectieuses. Les eaux dans lesquelles ne se trouvent pas de microbes sont des eaux nuisibles et impropres à servir de boisson.

Le pire de tous les préjugés est celui qui consiste à croire qu'il est malsain de boire de l'eau : il est certain que si l'eau contient des substances malsaines, elle peut être nuisible, mais l'eau par elle-même ne saurait être nuisible, puisqu'elle nous est indispensable, et il vaut mieux boire de l'eau pure de bonne qualité, que des boissons fermentées telles que le vin, le cidre, la bière, etc., car l'eau n'a jamais fait de mal à personne, tandis que les boissons dont je parle font tous les jours de nombreuses victimes. C'est encore un préjugé de croire qu'il faut ajouter de l'eau-de-vie, du café, de l'absinthe, du goudron, ou autre substance excitantes, pour *tuer l'eau*, comme on dit; la plupart de ceux qui veulent tuer l'eau ne font que se tuer eux-mêmes.

198. — EAU GOMMÉE. — On la prépare en faisant fondre 60 grammes de gomme arabique dans un litre d'eau ; on sucre à volonté. Le sirop de gomme étant souvent falsifié ou préparé avec du glucose, il est préférable de ne pas s'en servir pour faire l'eau gommée. Cette boisson est adoucissante et peut remplacer l'eau pure pour les malades qui ne peuvent boire autre chose.

199. — EAU DE GOUDRON. — L'usage de cette

eau étant assez répandu, je dois signaler son action irritante sur les voies digestives. Elle n'a pas grande efficacité d'ailleurs contre les maladies de la poitrine pour lesquelles on l'emploie, et ne peut agir qu'en transportant l'inflammation des bronches sur l'estomac.

200. — **EAU D'ORGE.** — Se prépare en faisant bouillir deux ou trois cuillerées d'orge perlé dans un litre d'eau, pendant une demi-heure, en remplaçant l'eau qui s'évapore. Mêmes remarques que pour l'*Eau gommée* (198) : on peut la couper avec du lait.

201. — **EAU PANÉE.** — Pour la préparer, on laisse tremper des tranches de pain grillé dans de l'eau. Boisson nourrissante et inoffensive.

202. — **EAU SUCRÉE.** — Le sucre ordinaire peut-être employé sans inconvénient pour sucrer l'eau ; mais il n'en est pas de même du miel, des sirops de groseilles, de framboise, de cerises et autres fruits ; toutes ces substances sont acides.

203. — **EAU-DE-VIE.** — Voyez *Alcool* (101).

204. — **ECREVISSES.** — Crustacés d'eau douce qui ont les mêmes propriétés alimentaires que le crabe (165). On est dans l'usage de les assaisonner fortement avec des épices, ce qui en rend l'usage nuisible à beaucoup de personnes.

205. — **ENDIVES.** — Voyez *Chicorée* (166).

206. — **EPERLANS.** — Ce poisson de mer constitue un bon aliment, et doit se manger en friture, sans persil ni citrons.

207. — **EPICES.** — Les principales sont le *Poivre*, la *Cannelle*, la *Muscade*, le *Piment*, le *Girofle*. Le *Thym*, le *Laurier*, le *Basilic*, la *Sarriette*, le *Serpolet*, l'*Estragon*, le *Persil*, le *Cerfeuil*, l'*Ail*, les *Oignons*, le *Raifort*, la *Moutarde*, peuvent être rangés dans la catégorie des épices, car ils doivent aussi leurs propriétés irritantes à des huiles essentielles, n'ont aucune vertu nutritive, et ne servent qu'à donner à nos aliments une saveur plus forte qui les rend peut-être plus agréables au goût, mais à coup sûr très nuisibles pour la santé. Les personnes qui désirent se bien porter et vivre longtemps doivent s'abstenir de tous ces assaisonnements, et si elles ne peuvent absolument les supprimer, en combattre du moins les effets pernicieux au moyen de notre médication (*Chap. V*).

208. — EPINARDS. — Ce légume est peu nourrissant, mais il n'est pas nuisible, apprêté au beurre et au sel seulement.

209. — ESCARGOTS. — Ces mollusques constituent un aliment sain, nourrissant et inoffensif, pourvu qu'on les assaisonne au beurre et au sel seulement, sans ail, oignons, persil, ni épices. Ils passent pour guérir les maladies de poitrine ; mais je ne pense pas qu'ils aient d'autre effet que d'alimenter le malade,

210. — ESPRIT DE VIN. — Voyez *Alcool* (101).

211. — ESTRAGON. — Plante aromatique employée comme assaisonnement. Voyez *Epices*.

212. — ESTURGEON. — Ce poisson qui vit dans la mer et les grands fleuves du nord de l'Europe, constitue un aliment nourrissant et dont on peut faire usage sans inconvénients, pourvu qu'on ne l'apprête pas avec des épices (207) ou autres ingrédients irritants.

C'est avec ses œufs qu'on prépare le *Caviar*, aliment usité en Russie, et qui ne peut être nuisible lorsqu'il est préparé au sel seulement.

213. — **FAISAN.** — Le faisan rôti n'est pas un mauvais aliment, mais il faut éviter d'en faire usage lorsqu'il est accompagné de sauces épicées, ainsi qu'il est généralement d'usage. Voyez *Epices*.

214. — **FARINE.** — On l'obtient en pulvérisant les semences de divers végétaux appartenant principalement à la famille des *Graminées* et à celles des *Légumineuses*. La farine de blé ou froment, qui sert à faire le pain blanc, contient principalement de la fécule, plus une matière azotée nommée *Gluten* (Voy. *Azote*), un peu de matière sucrée et différents sels dont les principaux sont des phosphates, surtout les phosphates calcaires ; or ceux-ci sont en bien plus petite quantité dans la farine que dans le grain ; il s'en perd donc la plus grande partie qui reste avec le son. C'est pourquoi le pain est beaucoup moins nourrissant que le grain lui-même, et cet aliment est insuffisant lorsque la proportion de phosphate qu'il renferme est trop faible ; les personnes qui suivent notre médication n'ont pas à craindre cet inconvénient (69).

La farine est souvent falsifiée : elle renferme quelquefois de l'alun, substance acide et nuisible pouvant occasionner des empoisonnements. Il est bon d'être prévenu de ce fait pour le cas où on éprouverait des coliques et des crampes d'estomac dont on ne s'expliquerait pas la cause autrement.

Pour les autres détails relatifs aux farines, voyez *Pain* (326).

215. — **FÉCULE.** — La fécule se trouve dans un très grand nombre de végétaux appartenant à des familles différentes ; c'est surtout la pomme de terre, le blé, le riz, le sagou, l'arow-root qui en fournissent le plus à l'alimentation. Elle se présente sous forme de farine composée de grains ayant chacun une figure et un arrangement particuliers, selon l'espèce de plante qui la fournit. C'est un aliment léger, nourrissant et qui convient aussi bien aux malades qu'aux bien portants.

216. — FÈVES. — Les fèves constituent un aliment très nourrissant ; elles sont très riches en fécule. Elles ont l'inconvénient de donner des vents ; il ne faut pas les manger en trop grande quantité à la fois.

217. — FIGUE. — Ce fruit qui contient beaucoup de sucre et de mucilage, est nourrissant, mais il renferme aussi un peu d'acide, ce qui doit rendre circonspect sur son usage, principalement lorsqu'on souffre de l'estomac.

218. — FLAN. — Cette pâtisserie composée de farine, d'œufs et de sucre peut être mangée sans inconvénient pour la santé.

219. — FOIE. — Le foie des divers animaux qui servent à la nourriture de l'homme, constitue un aliment très nourrissant et ne laissant que peu ou point de déchet après la digestion. Le foie de certains poissons, contient des huiles irritantes et n'est pas toujours facilement supporté.

220. — FRAISE. — Ce fruit très agréable a, comme la plupart des fruits, l'inconvénient d'être acide et par conséquent d'irriter l'estomac. C'est cet acide qui cause les indigestions et l'urticaire que l'on observe si souvent lorsqu'on a mangé des fraises. Ces inconvénients peuvent être évités et combattus au moyen de la *Poudre Alcalinophosphatée* qui a la propriété de neutraliser l'acide en question.

221. — FRAISE DE VEAU. — Voyez *Veau* (403).

222. — FRAMBOISE. — Mêmes remarques que pour la *Fraise* (220).

223. — FRANGIPANE. — Mêmes observations que pour le *Flan* (218).

224. — FRITURE. — C'est un des meilleurs apprêts que l'on puisse utiliser pour manger le poisson; cependant il faut éviter d'y ajouter du persil ou du citron, comme on le fait généralement.

225. — FROMAGE. — Les fromages sont constitués par la partie du lait qu'on appelle caséum et qui est une substance azotée très nourrissante. C'est pourquoi le fromage remplace la viande dans les pays qui sont dépourvus de celle-ci. Voyez *Azote* (116).

La plupart des fromages peuvent être mangés sans inconvénient : cependant il faut en excepter ceux qui semblent saupoudrés de poivre, ou auxquels on aurait ajouté des épices telles que le cumin, le laurier, etc. Parmi ces fromages assaisonnés, je citerai le Roquefort, le Gérardmer, etc. Enfin certains fromages deviennent dangereux lorsqu'ils se putréfient.

226. — FRUITS. — Au point de vue alimentaire, les fruits constituent un aliment généralement agréable, mais peu nourrissant. Les cerises, groseilles, framboises, oranges, citrons, grenades, raisins, figues, pommes, poires, coings, prunes, pruneaux, pêches, abricots, mûres, etc., renferment du sucre, des acides et de l'eau en quantité variable. Quelques mûrs qu'ils soient, ces fruits ne sont jamais exempts d'acidité, et, à ce titre, ils sont nuisibles aux personnes atteintes de maladies du foie, de l'estomac, et des voies digestives en général. Il en est de même des boissons, confitures, conserves, compotes qu'ils servent à confectionner ; la cuisson même ne détruit pas leur acide. L'abus, et même l'usage habituel des fruits et de leurs diverses préparations est une cause fréquente de *Gastrite*.

En résumé, les fruits ne sauraient constituer une alimentation sérieuse ; ils sont souvent nuisibles, rarement utiles, jamais indispensables, et ne doivent être considérés que comme un objet de gourmandise. Ces vérités, je le sais, froisseront plus d'un préjugé ; mais il faut les dire.

Les personnes qui ne voudraient pas néanmoins se priver d'un plaisir aussi agréable que celui de manger des fruits, pourront éviter les inconvénients que je viens de signaler, en prenant aussitôt après en avoir fait usage, une cuillerée à café de *Poudre Alcalinophosphatée* (*Chap. V*), qui a la propriété de neutraliser les acides (46) contenus dans les différentes sortes de fruits, et par conséquent de prévenir les maladies ou les indispositions qui pourraient en résulter.

227. — GALANTINE. — Cette préparation culinaire se fait principalement avec des viandes de porc et de volailles. Ce n'est pas un mauvais aliment lorsqu'il n'est pas assaisonné avec des ingrédients irritants. Voyez *Épices* (207).

228. — GALETTE. — Cette sorte de pâtisserie peut être mangée impunément par tout le monde, et n'offrirait d'inconvénients que si elle était faite avec de mauvaise farine ou trop peu cuite.

229. — GARDON. — Ce poisson constitue un aliment sain et léger. Pour le préparer, voyez *Friture* (224).

230. — GATEAU. — Les gâteaux qui contiennent des confitures, des fruits, les liqueurs, du rhum, du café, de l'angélique, de l'orange, du citron, de l'anis, etc. sont susceptibles de nuire surtout aux personnes qui sont malades ou mal portantes. Mais on peut manger sans crainte les gâteaux au riz, aux amandes, à la crème, ceux qui ne contiennent que de la pâte, des œufs et du sucre ; encore faut-il faire attention à la mauvaise qualité des substances qui peuvent entrer dans leur fabrication.

231. — **GAUFRES.** — Pâtisserie légère et inoffensive.

232. — **GELÉES.** — Les gelées de fruits participent aux inconvénients de ceux-ci. Voyez *Fruits* (226).

Les gelées de viande sont agréables et nourrissantes ; mais il faut éviter d'y faire entrer des *Epices* (207). C'est surtout à la présence de la gélatine que les gelées doivent leur consistance et leur aspect ; cette substance n'est pas nourrissante par elle-même.

233. — **GENIÈVRE.** — Les baies de genièvre, arbrisseau de la famille des *Conifères*, servent à préparer une liqueur alcoolique appelée *Gin* ou *Genièvre* dont l'usage, et surtout l'abus, causent les plus grands ravages sur l'estomac et sur les autres organes digestifs. On peut en neutraliser les effets au moyen de la *Poudre Alcalinophosphatée* (*Chap. V*) Voyez *Alcool* (101).

234. — **GIBIER.** — On retrouve dans la viande des animaux qui vivent en liberté, le goût et l'arôme des plantes aromatiques dont ils se nourrissent. C'est pourquoi le gibier possède un goût plus relevé que les autres viandes et c'est la présence de ces principes aromatiques qui le rend peu favorable et même nuisible à beaucoup de personnes, principalement à celles qui ont les voies digestives en mauvais état. Il faut éviter de faire abus de cette sorte de nourriture, ou du moins en combattre les effets au moyen de notre médication (*Chap. V*).

235. — **GIGOT.** — C'est un met excellent que

l'on a malheureusement l'habitude d'assaisonner avec de l'ail (V. *Ail*).

236. — GINGEMBRE. — C'est un épice très fort et par conséquent très nuisible, usité surtout en Angleterre.

237. — GIROFLE. — Voyez *Épices* (207).

238. — GLACES. — Ces préparations, outre qu'elles peuvent nuire lorsqu'elles renferment des substances acides ou irritantes, telles que citrons. oranges, etc., exercent surtout une action fâcheuse sur les dents et sur l'estomac, par le froid qu'elles produisent. Il ne faut en user qu'avec prudence.

239. — GOUJON. — Poisson très sain et nourrissant. Voyez *Friture* (224).

240. — GRAISSE. — La *Graisse de porc* ou *Saindoux* doit être employée fraîche et de bon goût; elle est généralement facile à digérer et n'irrite point les intestins. La *Graisse de mouton*, *de bœuf*, *de veau*, peut s'employer sans inconvénient pour faire des sauces. Celle du *poulet* est très délicate; mais la *Graisse d'oie* est indigeste.

Les personnes qui ont de la difficulté à digérer les matières grasses devront recourir en même temps à la *Poudre Alcalinophosphatée*, qui a la propriété de remédier à cet inconvénient.

241. — GRAS-DOUBLE. — Cet aliment est très sain; mais il est regrettable qu'on l'assaisonne généralement d'oignons, carottes et épices diverses, car alors, il devient certainement nuisible pour la santé. On peut très bien le manger avec une sauce à la farine, au beurre, et au sel seulement, ou cuit comme à l'ordinaire, mais sans autre assaisonnement que le sel.

242. — GRENADES. — Fruit acide, peu nourrissant et ayant les inconvénients indiqués à l'article *Fruits* (226).

243. — GRENADINE. — Sirop acide ayant les inconvénients de la limonade. Voyez *Citron.*

244. — GRENOUILLE. — La chair de cet animal constitue un aliment sain et agréable qu'on doit manger de préférence frites ou à la poulette, mais sans assaisonnements irritants. Voyez *Épices* (207).

245. — GRONDIN. — Poisson très léger et nourrissant. Voyez *Friture.*

246. — GRIVES. — Même observation que pour la *Bécasse* (121).

247. — GROSEILLE. — Ce fruit, très acide, est susceptible des observations faites à l'article *Fruit.* En combattre les inconvénients au moyen de la *Poudre Alcalinophosphatée.*

248. — GUIGNOLET. — Liqueur très agréable, mais offrant réunis les inconvénients de l'*Alcool* (101) et ceux des *Fruits* (226).

249. — HACHIS. — C'est une excellente manière d'administrer les viandes aux malades et aux personnes qui ne peuvent facilement digérer et mâcher leurs aliments. Mais il ne faut pas en détruire les bons effets par une addition d'oignons, de poivre ou autres ingrédients irritants.

250. — HARENGS. — Ce poisson renferme par lui-même des principes irritants qui ne sont pas favorables à l'estomac, et dont les inconvénients s'aggravent encore, lorsqu'il a été fumé ou mariné. Il faut donc de préférence le manger frais et assaisonné au beurre et au sel seulement ou à la sauce blanche.

Lorsque la digestion s'en fait mal, recourir à la *Poudre Alcalinophosphatée* (*Chap. V*).

251. — HARICOTS. — Très nourrissants à cause

de la grande quantité de fécule qu'il renferme, ce
légume a l'inconvénient de développer des gaz intestinaux; mais il n'est point nuisible à la santé, et lorsqu'il est mal supporté c'est parce qu'on l'a assaisonné
avec persil, ou poivre, vinaigre, oignons, etc.

252. — HOMARD. — Mêmes observations qu'à
l'article *Crabe* (165).

253. — HUILE. — On emploie pour l'usage alimentaire les huiles de noix, de colza, d'œillette, d'o-
lives, d'amandes douces ; c'est cette dernière qui est la
plus estimée. Il faut avoir soin que l'huile soit fraîche,
car les huiles rances sont acides et par conséquent
malfaisantes. Il faut préférer les huiles qui ont peu
ou point de goût, à celles qui ont une odeur et une
saveur prononcée, car ces dernières excitent plus ou
moins l'estomac. Sous ces réserves, l'huile est un
bon aliment dont on peut faire usage en tout état de
santé. Les personnes qui ont de la difficulté à digérer
les huiles se trouveront bien de prendre en même
temps la *Poudre Alcalinophosphatée* (*Chap. V*),
qui a pour propriété de les émulsionner, c'est-à-dire
de les rendre solubles et facilement absorbables.

254. — HUITRES. — Ce mollusque est nourrissant et de facile digestion, mais il ne faut pas lui
associer du poivre ou du citron comme on le fait
quelquefois. Les malades peuvent en faire usage
sans aucun danger. Il arrive quelquefois que certaines huîtres développent en elles des principes malfaisants qui causent une sorte d'empoisonnement; en
pareil cas, il faudrait prendre successivement quatre
ou cinq cuillerées à café de *Poudre Alcalinophosphatée*, à cinq ou six minutes d'intervalle.

255. — HYDROMEL. — Boisson faite avec du
miel délayé dans l'eau. Elle est acide et offre les in-

convénients du *Miel* signalés à l'article *Sucre* (390).

256. — JAMBON. — S'il est cru, il peut contenir des germes de vers solitaire ou de trichine; il faut donc autant que possible le manger cuit. S'il est fumé, il renferme de l'acide pyrogallique et des principes irritants venant de la fumée de bois, qui nuisent à l'estomac. Enfin, il peut causer des accidents comme toutes les viandes de porc, lorsqu'il s'y développe spontanément certains principes vénéneux. La *Médication Alcalinophosphatée* offre un moyen sûr et facile de remédier à tous ces inconvénients.

257. — LAIT. — Le lait est un aliment complet; il renferme tous les matériaux nécessaires à l'entretien de la vie. On y trouve de l'eau, des sels, une matière grasse qui est le beurre, des matières azotées comme la viande, qui constituent le fromage, et du sucre. Les proportions et même les qualités de ces diverses substances varient beaucoup selon l'époque plus ou moins éloignée de l'accouchement, les conditions hygiéniques, l'état de santé et l'espèce animale. Le lait de femme contient plus d'eau que le lait des animaux herbivores; c'est pourquoi ce dernier doit être coupé avec de l'eau, lorsqu'on veut le substituer au premier pour l'allaitement des enfants. Le lait est sujet à un nombre si considérable de falsifications qu'il est impossible de les énumérer toutes, et bien que son prix augmente tous les jours, il est fort difficile de l'avoir à l'état de nature. La facilité et la rapidité des moyens de transport augmentent et favorisent tellement la consommation des produits naturels, que ceux-ci deviennent l'objet d'une fraude considérable par suite de l'augmentation de leur valeur; en même temps, on soumet les animaux à des régimes artificiels, afin d'augmenter le rendement, de sorte que le lait se trouve déjà dénaturé, avant même d'être tiré.

Le premier effet du lait, dès qu'il est introduit dans l'estomac, est de se coaguler; c'est pourquoi il est toujours rejeté sous forme de caillots. Il forme, en se coagulant, du fromage et du petit lait; ce dernier est légèrement acide. Cette raison fait que le lait n'est pas aussi favorable qu'on le croit généralement, aux personnes atteintes de maladies d'estomac; pour bien le supporter, il est nécessaire de prendre la *Poudre Alcalinophosphatée* (*Chap. V*) aussitôt après l'avoir bu; ce médicament a la propriété de retarder la coagulation et de neutraliser l'acide en excès.

Sous le nom de *Diète Lactée*, on désigne l'alimentation exclusive au moyen du lait. Elle ne convient guère, chez l'adulte, qu'en cas de fièvre typhoïde, maladie longue dans laquelle on ne peut donner que des liquides, lesquels, par conséquent, doivent être des aliments complets, afin d'éviter l'inanition; sous ce rapport, le lait remplit parfaitement le but, et doit être substitué au bouillon gras, qui est tout à fait insuffisant. Dans les maladies du foie et de l'estomac, le *Régime Sédatif* (364) est bien préférable au lait, parce qu'il n'affaiblit pas, ne contient pas d'acides, et offre tous les avantages que l'on recherche lorsqu'on prescrit la diète lactée, qui n'est jamais supportée bien longtemps.

258. — LAITUE. — Cette plante, ainsi nommée à cause du suc blanc ou *lait* qu'elle renferme, constitue un aliment sain et qui ne contient rien d'irritant. On peut donc la manger, soit cuite, soit en salade, avec l'assaisonnement indiqué à l'article *Chicorée*, ou avec de la crème et du sel.

259. — LAMPROIE. — Ce poisson est souvent de digestion fort difficile, ce qui fait que certaines personnes le considèrent comme malsain.

260. — LANGOUSTE. — Mêmes remarques qu'à l'article *Crabe* (166).

261. — LANGUE. — Les langues de bœuf, de mouton, etc., sont des aliments de digestion facile et très nourrissants; mais comme on les accomode souvent avec du vinaigre et des cornichons, il faut se mettre en garde contre l'acidité de ces assaisonnements. Les langues fumées ne conviennent pas pour les estomacs souffrants.

262. — LAPIN. — Le lapin de garenne est passible des inconvénients signalés à l'article *Gibier*. Le lapin domestique constitue en général un bon aliment, à part les assaisonnements qui peuvent entrer dans les sauces qui l'accompagnent. Voyez *Épices* (207).

263. — LAURIER. — Les feuilles du *Laurier sauce*, arbuste, de la famille des *Laurinées*, sont employées pour épicer et aromatiser les sauces, à cause de l'huile essentielle qu'elles renferment; elles contiennent en outre du tannin. Bien qu'agréables au goût, ces feuilles communiquent aux aliments les propriétés irritantes signalées à l'article *Épices*. On emploie quelquefois les feuilles du *Laurier cerise*, arbuste de la famille des *Rosacées*, pour communiquer aux crèmes, au lait, un goût et un arôme d'amandes amères; mais il ne faut s'en servir qu'avec beaucoup de prudence, car elles sont vénéneuses.

264. — LÉGUMES. — Les légumes ne sauraient constituer à eux seuls une alimentation suffisante et complète, car ils contiennent généralement trop peu de matière azotée (Voyez *Azote*) par rapport au reste de leur substance; il faut donc leur associer la viande où, à défaut de celle-ci, les œufs, le lait ou le fromage. Ce sont les légumes farineux qui sont les plus nourrissants; ils se transforment par la digestion en sucre et en graisse, et ne conviennent pas aux personnes qui veulent maigrir ou ne pas engraisser; ils ne sont point irritants pour le foie et l'estomac; ils sont nuisibles aux diabétiques ainsi que les légumes sucrés.

Les légumes aromatiques tels que oignons, ail, ciboules, échalottes, poireaux, persil, cerfeuil, cresson, raifort, radis, choux, choux-fleurs, carottes, navets, céleri, panais, cornichons, tomates, doivent leur goût et la saveur qui leur sont propres, à des huiles essentielles aromatiques, qui toutes sont irritantes. C'est pourquoi tous ces légumes ayant une action plus ou moins excitante, sont nuisibles aux personnes atteintes de maladies de l'estomac, du foie et des intestins. L'oseille contient des acides; elle est, par conséquent, nuisible aussi dans les mêmes circonstances.

265. — **LENTILLES.** — Elles contiennent beaucoup de fécule et sont relativement riches en *Azote* (116); aussi constituent-elles un aliment nourrissant. Elles ne sont point irritantes pour l'estomac, mais donnent quelquefois des vents.

266. — **LIEVRE.** — Mêmes observations qu'à l'article *Gibier*.

267. — **LIMAÇON.** — Voyez *Escargots*.

268. — **LIMANDE.** — Poisson sain et nourrissant, non irritant, de digestion facile. Voyez *Friture* (224). Eviter le citron dont on l'accompagne généralement.

269. — **LIMONADE.** — Cette boisson faite avec

des tranches de citron macérées dans de l'eau, constitue une boisson d'un goût agréable, mais son acidité la rend irritante pour l'estomac, le foie et les intestins ; il ne faut donc pas la prodiguer aux malades sans discernement, comme cela se fait trop souvent, et quelqu'agréable qu'elle soit au goût, il est plus prudent de s'en abstenir dans la majorité des cas. Si par suite de son usage on se trouvait incommodé, il faudrait recourir à la *Poudre Alcalinophosphatée* (*Chap. V*).

270. — **LIQUEURS**. — Les liqueurs de table sont généralement fabriquées avec de l'alcool étendu d'eau et des fruits ou des substances aromatiques. Elles offrent donc réunis, les inconvénients de l'*Alcool* (101) et ceux des *Fruits* (226), et bien que constituant un régal fort agréable, elles sont funestes à la santé en général et à l'estomac en particulier. On les boit cependant le plus ordinairement sous le prétexte de faire faire la digestion, et cette irritation qu'elles causent sur la muqueuse de l'estomac, rend en effet le travail de cet organe plus prompt, mais en même temps elles le détériorent, à cause précisément de l'excitation trop vive qu'elles lui causent.

271. — **LOTTE**. — Poisson d'eau douce qui constitue un bon aliment. On le mange en *Friture* (224), à la *Poulette* ou en *Matelotte* (285) ; ce dernier apprêt a les inconvénients signalés au mot *Epices*.

272. — **LUPIN**. — Les semences de *Lupin*, employées comme aliment en Egypte et en Italie, sont très indigestes.

273. — **MACARONI**. — Cette pâte, fabriquée avec de la farine de riz ou de froment, constitue un très bon aliment. Il ne convient pas aux diabétiques ni aux personnes qui veulent maigrir ou ne pas engraisser.

274. — MACARONS. — On les aromatise souvent avec des substances nuisibles, de l'essence d'amandes amères artificielle, par exemple, qui peuvent causer de véritables empoisonnements. Lorsqu'ils sont fabriqués avec des matières de bonne qualité, on peut les manger sans inconvénient.

275. — MACHE. — Plante de la famille des *Valérianées* qui se mange en salade et n'a point de propriétés irritantes par elle-même ; elle n'offre d'autres inconvénients que ceux des assaisonnements qu'on lui associe.

276. — MACIS. — C'est une sorte de capsule qui entoure la base de l'amande des noix muscades. C'est la partie de ces noix la plus forte en goût ; elle a une saveur brûlante analogue à celle de la *Cannelle* (145) et elle jouit des mêmes propriétés irritantes que celle-ci.

277. — MACRE. — C'est le fruit d'une plante qui croît dans les eaux stagnantes ; on les nomme aussi *Châtaignes d'eau*. On peut le manger cru ou cuit.

278. — MACREUSE. — Ce gibier d'eau, analogue à la sarcelle, est susceptible des mêmes observations que le canard sauvage (144).

279. — MADELEINE. — Cette pâtisserie peut être mangée sans inconvénient par les malades.

280. — MAIS, *Blé de Turquie.* — Les graines de *Maïs* contiennent beaucoup de fécule, peu de gluten, et du sucre en assez grande quantité. Avec la farine de maïs on fait des bouillies très convenables pour les malades, les convalescents et les enfants. Par la fermentation des graines du maïs, on obtient une boisson alcoolique.

281. — **MANIOC**, *Manihot.* — Racine d'une plante de la famille des *Euphorbiacées*, qui croît aux Antilles et au Brésil, et dont les racines forment de gros tubercules remplis de fécule qui contiennent aussi un sucre âcre très vénéneux contenant, dit-on, de l'acide prussique. On torréfie ces racines et la chaleur détruit le principe vénéneux ; on en retire alors la *Farine de cassave*. Le suc laisse déposer des grains de fécule qui constituent le *Tapioca*.

282. — **MARMELADES.** — La cuisson ne détruit pas nécessairement l'acidité des fruits ; les marmelades de fruits participent donc des inconvénients signalés à l'article *Fruits* (224).

283. — **MAQUEREAU.** — Ce poisson renferme certains principes irritants qui en rendent parfois la digestion difficile. Il faut le manger frais et assaisonné de préférence au beurre et au sel seulement. En cas de digestion difficile, recourir à la *Poudre Alcalinophosphatée (Chap. V)*.

284. — **MARRONS.** — Très riche en fécule, cet aliment est fort nourrissant et ne renferme aucun principe nuisible.

285. — **MATELOTTE.** — Cette manière d'accommoder le poisson est certainement fort agréable au goût, mais le vin et les épices qui entrent dans sa composition le rendent nuisible pour la santé, et les personnes atteintes de maladies de l'estomac, des intestins, du foie, et d'affections de la peau, doivent s'en abstenir complètement. On en combat les mauvais effets au moyen de la *Médication Alcalinophosphatée (Chap. V)*.

286. — **MAUVIETTES**. — Mêmes observations que pour l'article *Pigeons* (337).

287. — **MÉLASSE**. — C'est le résidu de la clarification et de la cristallisation du sucre. Celui-ci s'y trouve encore en assez grande quantité pour pouvoir servir aux usages domestiques.

288. — **MELON**. — Plante de la famille des *Cucurbitacés* dont le fruit constitue un aliment fort agréable. Il contient beaucoup d'eau, de sucre et quelques principes particuliers qui ne sont pas assez développés pour être irritants. Il est quelquefois mal supporté, surtout si on le mange en trop grande quantité à la fois, mais n'occasionne jamais d'accidents sérieux; on peut l'assaisonner avec du sel; éviter le poivre.

289. — **MENTHE**. — L'essence de menthe sert à aromatiser des pastilles et des liqueurs. Elle est irritante, et c'est à tort que l'on s'en sert comme digestif, car elle ne fait qu'augmenter la gastrite dont sont atteints la plupart de ceux qui digèrent mal. C'est à la *Médication Alcalinophosphatée* qu'il faut avoir recours en cas de mauvaise digestion.

290. — **MERISES**. — Fruits d'une variété de cerisier. Mêmes observations qu'à l'article *Cerises*.

291. — **MERLAN**. — Ce poisson, bien que généralement de faible digestion, contient cependant quelques principes irritants. Les personnes atteintes d'inflammations des voies digestives et de maladies de la peau, feront bien de n'en pas abuser.

292. — **MERLE**. — Mêmes observations qu'à l'article *Bécasse*.

293. — **MERLUCHE**. — Poisson analogue au *Merlan* (291); mêmes observations que pour celui-ci.

294. — **MIEL**. — Voyez *Sucre* (390).

295. — MIL. — Les grains de certaines espèces de *Mil* ou *Millet* s'emploient comme aliment. Leur usage n'offre aucun inconvénient.

296. — MORILLE. — Ce champignon constitue un aliment sain et nourrissant : il n'est nullement dangereux.

297. — MORUE. — Ce poisson constitue un aliment très nourrissant ; mais il renferme certains principes irritants qui en rendent l'usage peu favorable aux personnes atteintes d'affections des voies digestives ou de maladies de la peau. Il faut autant que possible la manger fraîche : la morue fraîche se nomme *Cabillaud*.

298. — MOU DE VEAU. — Aliment inoffensif, mais peu nourrissant.

299. — MOULES. — Ces mollusques constituent un aliment agréable, mais leur usage détermine parfois de véritables empoisonnements dûs à la formation de certains principes vénéneux dans le corps même de l'animal, lorsque celui-ci est atteint de certaines maladies, probablement d'affection du foie. Même traitement qu'à l'article *Champignons* (160).

300. — MOUSSERON. — Petit champignon semblable aux champignons de couche, sauf qu'il n'a pas de collier. Il n'est pas nuisible.

301. — MOUTARDE. — La moutarde est une plante de la famille des *Crucifères* dont graine la mise en farine et mélangée à du vinaigre et quelquefois à des plantes aromatiques, sert à faire le condiment qui porte son nom. Ses propriétés très irritantes sont dûes à la présence d'une huile volatile sulfurée analogue à celle qu'on trouve dans toutes les plantes de la même famille. Les inconvénients qui résultent de son usage ont été signalés à l'article *Épices* (207) ; on peut les combattre au moyen de la *Médication Alca-linophosphatée.*

302. — MOUTON. — La viande de mouton cons-titue un bon aliment. La graisse est un peu irritante. Voyez *Gigot* (235).

303. — MULET. — Les observations faites à l'article *Merlan* (291) s'appliquent également à ce poisson.

304. — MUSCADE. — Noix d'un arbre qui croît aux Moluques et dont l'amande s'emploie quelquefois pour aromatiser les aliments. Elle contient une es-sence dont les propriétés ont été décrites au mot *Ma-cis* (276).

305. — NAVET. — Cette plante, du même genre que le *Chou*, fournit à la cuisine sa racine sucrée et aromatique ; elle est passible des mêmes reproches que celui-ci ; voyez *Chou* (168).

306. — NÈFLES. — Fruit d'un arbuste de la fa-mille des *Rosacées* qui contient une assez grande quantité de tannin pour pouvoir incommoder les per-sonnes qui souffrent de l'estomac et celles qui sont su-jettes à la constipation.

307. — NOISETTES. — Elles contiennent de l'huile et de l'albumine végétale. On peut en faire usage sans inconvénient à condition de ne pas manger la pellicule brune qui les recouvre ; celle-ci est nuisible pour l'es-tomac à cause de son tannin.

308. — NOIX. — Mêmes propriétés et observa-tions qu'à l'article *Noisette* (327).

309. — NOUGAT. — Cette sucrerie est inoffensive pourvu qu'elle ne soit pas aromatisée avec quelque substance irritante telle que le citron, l'orange, etc.

310. — NOUILLES. — Mêmes observations qu'à l'article *Macaroni* (273).

311. — ŒUFS. — Les œufs comme le lait, sont un aliment complet. Ils renferment de l'eau, des sels, une matière grasse, qui est le jaune, une matière azotée (116), qui est le blanc, et du sucre. Ils conviennent parfaitement aux malades et n'irritent pas l'estomac ni les intestins, pourvu qu'on ne leur ajoute aucun assaisonnement.

Lait de Poule. — Boisson nourrissante et agréable qui se prépare en battant un jaune d'œuf dans un verre d'eau tiède, ajoutant du sucre et un peu d'eau de fleurs d'oranger.

312. — OIE. — La viande et la graisse d'oie ne sont pas toujours d'une digestion facile ; il ne faut donc en faire usage qu'avec beaucoup de modération, surtout si l'estomac fonctionne mal ; en cas d'indisposition, recourir à la *Médication Alcalinophosphatée* (*Chap. V*).

313. — OIGNONS. — Voir l'article *Ail* (100).

314. — OLIVES. — Fruit d'un arbre originaire de l'Asie dont on retire une huile très estimée, et qu'on mange en nature comme condiment ; il n'est pas nuisible.

315. — OMELETTE. — Les personnes qui souffrent de l'estomac ou des voies digestives doivent éviter les omelettes au persil, aux oignons, au rhum, aux confitures. Assaisonnée au sel seulement, l'omelette constitue un aliment sain et nourrissant.

316. — ORANGEADE. — Faite avec des rondelles d'oranges macérées dans de l'eau, cette boisson offre les inconvénients signalés à l'article *Limonade* (260).

317. — ORANGE. — L'écorce d'orange contient une huile essentielle, l'intérieur du fruit renferme un suc qui, comme celui du citron, renferme un acide nommé *Acide citrique*, il est donc sujet aux inconvénients signalés au mot *Citron* (172).

318. — ORGE. — La semence d'orge sert à faire des potages et une farine ; elle est très nourrissante. On s'en sert pour fabriquer la bière.

319. — ORGEAT. — Le *Sirop d'orgeat*, lorsqu'il est convenablement fait au moyen de sucre, d'amandes douces et aromatisé seulement avec de l'eau de fleurs d'orangers, constitue une boisson très agréable et inoffensive : mais on trouve dans le commerce des sirops d'orgeat fabriqués avec du glucose et aromatisés avec des essences d'amandes amères artificielles ou autres ingrédients nuisibles ; il faut se garder d'en faire usage.

320. — ORONGE. — Ce champignon, de couleur jaune orange, est d'un goût fort agréable ; mais il faut avoir soin de ne pas le confondre avec la *Fausse Oronge* qui lui ressemble beaucoup et est très dangereuse : ce dernier présente sur son chapeau des taches blanches qui n'existent pas dans l'oronge vraie. Voyez *Champignons*.

321. — ORTOLANS. — Mêmes observations qu'à l'article *Alouettes* (102).

322. — OS. — Les os sont composés de deux sortes de substances, d'abord des minéraux qui leur donnent leur résistance et leur solidité ; ce sont le phosphate et le carbonate de chaux ; en second lieu, d'une substance animale comme tous nos organes. Dans les os longs, on trouve en outre une matière grasse, la moëlle. Les os constituent donc un aliment nourrissant et c'est avec raison qu'on les ajoute à la viande du pot au feu ; les jeunes enfants sucent et mangent volontiers les os tendres ; ils y trouvent les matériaux nécessaires à la formation de leurs propres os, et on doit favoriser le goût qu'ils peuvent montrer pour ce genre de nourriture.

323.— OSEILLE.— Ce légume doit son goût à un acide particulier, l'*Acide oxalique*; il irrite l'estomac et les intestins, et ne convient pas aux personnes atteintes des maladies qui sont décrites dans cet ouvrage. C'est bien à tort qu'on l'emploie pour combattre la constipation, car après son usage, l'inflammation qui cause celle-ci étant devenue plus forte, l'inconvénient qu'on veut faire cesser, n'en devient que plus rebelle. Pour combattre l'acidité de l'oseille, recourir à la *Poudre Alcalinophosphatée*.

324. — OURSIN. — Cet animal vit dans la mer, et peut être mangé sans inconvénient à la manière des huîtres.

325. — OUTARDE. — Mêmes observations qu'à l'article *Gibier* (224).

326. — PAIN. — Le pain peut être préparé avec toutes sortes de farines; mais c'est à la farine de blé ou de froment qu'on doit donner la préférence parce que c'est elle qui contient le plus de *Gluten* (Voyez *Farine*), et cette substance élastique favorise les effets de la levure que l'on mêle à la pâte pour faire boursoufler celle-ci.

Le pain préparé avec des farines de seigle, de méteil, et qui forme le pain bis ou de qualité inférieure, est ordinairement plus ou moins acide et de digestion difficile. Il ne convient pas aux personnes atteintes des maladies décrites dans cet ouvrage et occasionne souvent des gastrites. Il faut lui préférer le pain blanc. Mais encore faut-il faire attention à ce que celui-ci ne contienne pas de substances dangereuses ou malsaines, telles que l'alun, ou de mauvaises levures. Voyez *Farine*.

Le pain peu cuit et le pain frais sont indigestes.

Le pain ne convient pas aux personnes qui veulent maigrir ou ne pas engraisser ; il est nuisible aux diabétiques qui devront faire usage de la croûte très cuite seulement, ou de *Pain de Gluten.*

Pour combattre la constipation, on peut, sans inconvénient, faire ajouter un tiers de son à la farine destinée à faire le pain. Mais le pain de rhubarbe est nuisible en pareil cas, car il entretient l'inflammation qui cause cette incommodité.

Pour combattre l'acidité qui se développe quelquefois à la suite de l'usage du pain, il faut recourir à la *Poudre Alcalinophosphatée.*

327. — PANADE. — Cette soupe convient parfaitement aux malades, pourvu que l'on n'y ait pas mis du poivre. On la rend plus nourrissante en ajoutant un jaune d'œuf.

328. — PANAIS. — Ce légume qui appartient à la famille des *Ombellifères* contient une essence très irritante. Aussi doit-on s'abstenir d'en faire usage dans toutes les maladies indiquées dans ce livre, notamment celles du foie et de l'estomac. La *Poudre Alcalinophosphatée* remédie néanmoins à ces inconvénients.

329. — PAON. — Cet oiseau se mangeant ordinairement rôti, n'offre pas d'inconvénients pour la santé.

330. — PATÉS. — Les pâtés de viande étant toujours assaisonnés plus ou moins fortement, ont les inconvénients signalés à l'article *Épices* (207). Voyez aussi *Gibier* (234).

331. — PATISSERIE. — La pâte qui constitue les gâteaux et autres friandises n'est généralement pas nuisible par elle-même ; mais il n'en est pas de même

des ingrédients qui se trouvent parfois dans les crèmes, du rhum et des liqueurs que l'on ajoute aux
gâteaux.

Le carbonate d'ammoniaque que certains pâtissiers
emploient pour faire lever leur pâte, est nuisible également.

332. — PÊCHE. — Fruit d'un arbre de la famille
des *Rosacées*, originaire de la Perse. Mêmes observations qu'à l'article *Abricot*.

333. — PERCHE. — Ce poisson constitue un bon
aliment. Voyez *Friture* (104).

334. — PERDRIX. — Mêmes observations qu'à
l'article *Gibier*.

335. — PERSIL. — Plante de la famille des *Ombellifères* renfermant une huile essentielle aromatique
qui lui donne les inconvénients signalés à l'article
Cerfeuil.

336. — PICKLES. — Assaisonnement d'origine
anglaise, sujet aux inconvénients signalés au mot
Epices (207).

337. — PIGEON. — Les pigeons, quoique parfois
de digestion pénible, ne sont cependant pas malfaisants lorsqu'on ne les apprête pas avec des sauces
contenant des *Epices* (207) ou avec des *Choux* (168).

338. — PIMENT. — C'est le fruit d'une plante de
la famille des *Solanées ;* il renferme une matière ré-
sineuse qui lui donne une saveur âcre et irritante
très prononcée. Il offre au plus haut degré les inconvénients signalés à l'article *Epices* (207).

339. — PINTADE. — Cette volaille se mangeant
généralement rôtie, constitue un aliment inoffensif.

340. — PISSENLIT. — Mêmes observations qu'à
l'article *Chicorée* (166). Le pissenlit passe pour favo-

rable à la santé ; cette opinion n'est fondée sur aucune raison sérieuse.

341. — PLUVIER. — Mêmes observations qu'à l'article *Gibier* (234).

342. — POIREAU. — Voyez *Ail* (100).

343. — POIRES. — Le poirier est un arbre de la famille des *Rosacées* ; son fruit est agréable et nourrissant ; il renferme du sucre et plus ou moins d'acide et de tannin, ce qui fait que quelque mûr qu'il soit, il offre toujours les inconvénients signalés au mot *Fruits* (226). On en fait une boisson appelée *Poiré*. Voyez *Cidre*.

344. — POIS. — Ils renferment de la fécule et du sucre et sont nourrissants. Mêmes observations qu'à l'article *Haricots* (251).

345. — POISSON. — La chair de poisson constitue un aliment tout aussi nourrissant que la viande, dont elle a à peu près la composition. Certains poissons contiennent des principes âcres qui les rendent irritants et peuvent provoquer des indigestions, des éruptions d'urticaire ; c'est pourquoi cet aliment passe pour nuisible aux personnes atteintes de maladies de la peau, d'eczéma principalement. Mais les mauvais effets que l'on attribue à l'usage du poisson sont plus souvent encore dus aux épices ou aux acides avec lesquels on a coutume de l'apprêter. Voyez *Friture* (224).

346. — POIVRE. — C'est le fruit d'une plante de la famille des *Piperacées*. Il doit sa saveur âcre et épicée à une huile particulière dont l'effet peut être neutralisé au moyen de la *Poudre Alcalinophosphatée*. L'usage où l'on est d'employer journellement cet assaisonnement, cause des gastrites en nombre considérable et entretient les maladies inflammatoires.

Il faut donc autant que possible s'en abstenir pour éviter les inconvénients signalés à l'article *Epices* (207).

347. — POMMES. — Le *Pommier* appartient à la famille des *Rosacées*. Son fruit renferme du sucre et généralement plus d'acide que la poire; aussi offre-t-il tous les inconvénients signalés au mot *Fruit* (226). Il sert à faire le *Cidre* (171).

348. — POMMES DE TERRE. — Racine tuberculeuse d'une plante de la famille des *Solanées*. Elle est très riche en fécule et constitue un aliment très sain et très nourrissant. C'est une grande ressource pour les malades auxquels beaucoup de légumes ne conviennent pas, car excepté les diabétiques, tous peuvent en faire usage.

349. — PORC. — Cette viande est parfois de digestion difficile. Cependant le porc frais simplement rôti, est généralement un bon aliment, pourvu qu'on n'en abuse pas, et les inconvénients qu'on attribue à cette viande, proviennent surtout des assaisonnements dont on l'accompagne ou de ce qu'elle est de mauvaise qualité. Il faut avoir soin de la manger très cuite, car elle contient souvent des germes de ver solitaire ou de trichines que l'on peut détruire par une cuisson suffisante. En cas d'indisposition par suite de l'usage du porc, recourir à la *Poudre Alcalinophosphatée*.

350. — POTAGES. — Les potages gras peuvent avoir des inconvénients lorsque le bouillon a été fait avec des légumes aromatiques tels que panais, poireaux, carottes, choux, ou lorsqu'on y ajoute de la noix de muscade ou de poivre. Voyez *Bouillon* (135).

Les potages au lait constituent un bon aliment, généralement favorable aux malades.

On peut faire des potages maigres avec des pâtes comme vermicelle, tapioca, ou des légumes farineux tels que haricots, pois, pommes de terre, riz, lentilles, orge, qui conviennent parfaitement à tous les malades. On les assaisonne au beurre et au sel seulement; on y ajoute un jaune d'œuf à volonté.

Les potages appelés *Juliennes* offrent les inconvénients signalés aux articles *Carottes* (149), *Choux* (168).

Le potage au potiron n'est pas malfaisant, sauf pour les diabétiques.

351. — POULE. — La chair de poule constitue un excellent aliment de digestion très facile et très favorable à tous les malades lorsqu'on n'en gâte pas les bonnes qualités par des assaisonnements irritants.

352. — POURPIER. — Cette plante contient beaucoup de mucilage et se mange en salade; elle n'offre d'autres inconvénients que ceux du poivre et du vinaigre qu'on lui ajoute.

353. — PRUNE. — Les prunes et pruneaux, fruits d'un arbre de la famille des *Rosacées*, contiennent du sucre et de l'acide en quantité variable. C'est pourquoi ils offrent les inconvénients signalés à l'article *Fruits* (226). C'est un tort d'employer les pruneaux pour combattre la constipation, car ils ne font qu'augmenter l'inflammation qui en est généralement la cause.

354. — PUDDING. — Cette préparation offre les inconvénients des fruits qu'elle contient généralement. Voyez *Fruits*.

355. — PUNCH. — Mêmes observations qu'à l'article *Alcool* (101).

356. — RADIS. — Plante de la famille des *Crucifères* dont la racine renferme une essence sulfurée douée de propriétés irritantes. Par conséquent, les personnes atteintes des maladies décrites dans ce livre doivent s'abstenir d'en faire usage, ou du moins en combattre les effets par la *Médication Alcalino-phosphatée.*

357. — RAGOUTS. — Ils sont généralement confectionnés avec des substances irritantes telles qu'oignons, poivre, thym, laurier, etc. Ils offrent alors les inconvénients signalés au mot *Épices* (207). Pour les malades, il faut préparer les ragouts avec de la farine, du beurre et du sel seulement.

358. — RAIE. — Ce poisson est un bon aliment, et dont les malades peuvent faire usage pourvu qu'on ne lui ajoute ni vinaigre, ni persil, ni épices quelconques.

359. — RAIFORT. — Plante de la famille des *Crucifères* dont la racine pilée développe au contact de l'eau une huile essentielle très irritante. On s'en sert comme condiment, mais elle offre à un haut degré les inconvénients indiqués à l'article *Épices* (207).

360. — RAIPONCE. — Cette plante de la famille des *Campanulacées* est susceptible des mêmes observations que la *Mâche* (275).

361. — RALE. — Le *Râle de genêts* et le *Râle d'eau* n'offrent d'autre particularité que celles indiquées à l'article *Bécasse* (141).

362. — RAISIN. — Ce fruit contient du sucre qui se transforme en alcool par la fermentation, d'où la formation du vin, de l'acide et du tannin, ce dernier en quantité plus grande dans les pépins. Le raisin, quelqu'agréable qu'il soit, est cependant sujet aux mêmes inconvénients que les autres *Fruits* (206); mais les inconvénients de son acide peuvent être évités au moyen de la *Poudre Alcalinophosphatée* (*Chap. V*).

363. — RATAFIA. — Voyez *Liqueurs* (270).

364. — RÉGIMES. — *Diète.* — Pris dans son acception la plus étendue, ce mot signifie *régime*. Mais nous ne nous occuperons ici que de la diète proprement dite, qui consiste dans la diminution de la quantité et du nombre des aliments. Ce régime se compose uniquement de quelques tasses de bouillon gras auxquelles on peut adjoindre un peu de lait, ou un lait de poule. Comme boisson, eau pure, sucrée, panée, ou *Eau Alcalinophosphatée* (80).

Demi-diète. — Outre le bouillon gras, le lait et les laits de poule, on donne aux malades trois potages au gras ou au lait, et un ou deux œufs à la coque, avec très peu de pain, chaque jour. Mêmes boissons que ci-dessus.

La quantité des aliments et la fréquence des repas varient nécessairement selon la force du malade, la nature de la maladie, l'intensité de la fièvre. On doit donc se laisser guider par les indications du moment, plutôt que par des règles absolues.

Sous le nom de *Diète lactée*, on désigne l'usage exclusif du lait comme aliment. Voir à ce sujet l'article *Lait* (257).

Régime Sédatif. — Ce régime est indispensable pour obtenir la guérison dans la plupart des maladies causées par une inflammation; dans beaucoup de cas, il est même nécessaire d'y avoir recours, bien que l'irritation primitive semble avoir disparu. Ce

régime, qui consiste à s'abstenir de toute boisson et
de tout aliment irritants n'est point particulier à ma
méthode de traitement, et ceux qui croiraient pouvoir s'en affranchir en suivant d'autres traitements,
se trompent, attendu qu'il est absolument impossible de guérir un organe atteint d'inflammation, si
on met en contact avec cet organe des substances capables d'entretenir ou de reproduire cette inflammation. J'aurais pu, comme beaucoup d'autres, conseil-
ler aux malades ce qui leur plaît, et en flattant leurs
goûts, m'en faire des partisans ; j'ai préféré leur dire
la vérité afin de les guérir.

Ceux qui suivent, malgré tout, les conseils des
médecins qui, comme Raspail, leur disent : prenez
du bon vin, mettez de l'ail, des girofles, du poivre, etc., dans tout ce que vous mangez, ceux-là
veulent être trompés et ne sont pas sérieusement
malades.

Quoiqu'il en soit, le *Régime Sédatif* doit être exécuté de la manière suivante :

On s'abstiendra complètement de faire usage d'épices (207), *poivre, moutarde, oignons, ail* (100),
*ciboules, échalottes, poireaux, persil, cerfeuil,
cresson, raifort, radis, choux, carottes, oseille,
navets, céleri, panais* (264), *girofles, muscades,
laurier, thym, sarriette, cornichons, câpres, estragon, tomates, vinaigre* (408), *fruits* (226) et
confitures de toute espèce, *miel, noix, noisettes,
amandes, café* (162), *thé* (395), *liqueurs,* boissons
et sirops *acides, vin* (407), *bière* (125), *cidre* (171),
boissons de fruits ou autres boissons fermentées.

Les aliments seront assaisonnés au *sel* (384) seulement.

Tous les *potages* (350) sont permis, pourvu qu'il

n'y entre aucune des substances défendues plus haut.

Les viandes de boucherie, la volaille, le gibier (224), le poisson (345), les œufs (311), le laitage (257) sont permis, pourvu que leurs sauces ou apprêts ne nécessitent l'emploi d'aucune des substances interdites.

Les légumes (264) sont permis, à l'exception de ceux qui sont mentionnés plus haut. La salade en général peut être mangée à l'huile et au sel seulement, sans vinaigre, et sans être accompagnée d'aucune des substances défendues ci-dessus.

Comme dessert, on ne peut faire usage que de biscuits, gâteaux ou pâtisseries (331) ne contenant ni confitures, ni liquides alcooliques ou substances aromatiques fortes, comme l'anis, le fenouil, etc.

On ne boira que de l'eau (197), qui est la boisson naturelle. On pourra la sucrer avec du sucre (390) seulement, ou des sirops non acides, comme le sirop de gomme et celui d'orgeat, mais jamais avec du miel (390).

Lire dans ce livre, l'article particulier qui concerne chaque substance permise ou défendue.

Ce régime, une fois commencé, doit être exécuté avec la plus minutieuse exactitude et continué longtemps encore après la guérison, afin d'éviter les rechutes. Quelques personnes sont même obligées de s'y conformer pendant tout le restant de leur existence pour se bien porter.

Ce régime n'affaiblit pas, mais il faut que la nourriture soit suffisante comme qualité et quantité : on devra manger de la viande deux fois par jour au moins, et faire usage, en outre, de légumes et de pain en quantité suffisante.

Régime Azoté. — Il s'exécute comme le *Régime Sédatif*, sauf que l'on doit s'abstenir, en outre, de farines, pâtes, légumes farineux, sucre et substances sucrées; manger le moins de pain possible, ou du pain très cuit, la croûte par exemple, ou du pain de gluten. L'eau pure, comme unique boisson, est de rigueur.

Ce régime s'emploie dans le traitement du *Diabète* (31) et (91), et lorsque l'on veut se faire maigrir (39).

Régime Féculent. — Il consiste à manger surtout du pain, des légumes farineux tels que pommes de terre, haricots, faire usage de sucre et de boissons fermentées, mais surtout de bière; en même temps on fait peu d'exercice et on mange souvent. Ce régime s'emploie lorsqu'on veut engraisser.

365. — RIS DE VEAU. — C'est un mets délicat et qui n'offre aucun inconvénient, à part ceux que peuvent présenter les accommodements qu'on lui fait subir.

366. — RIZ. — Semence d'une plante de la famille des *Graminées*, très riche en fécule et en phosphates, ce qui le rend très nourrissant. C'est un excellent aliment, que l'on soit dans l'état de santé ou de maladie.

367. — ROGNONS. — Les rognons de veau, de bœuf, de porc ou de mouton, constituent un aliment sain et nourrissant, de facile digestion, laissant peu ou point de résidu après la digestion. En évitant les assaisonnements irritants, on peut le donner à tous les malades.

368. — ROMAINE. — Mêmes observations qu'à l'article *Laitue* (258) dont elle n'est qu'une variété.

369. — ROSBIF. — Voyez *Bœuf* (129).

370. — ROTIS. — Le rôti, est la façon la plus simple et la plus naturelle d'accommoder les viandes, en ayant soin de ne pas leur adjoindre du jus de citron, du verjus, du vinaigre, de l'ail, des oignons, des sauces épicées.

371. — ROUGET. — Mêmes observations qu'à l'article *Merlan* (291).

372. — SAGOU. — C'est une fécule en grains qui provient de la moelle de plusieurs espèces de *Palmiers*. Il y en a de blanc et de rouge ; ce dernier doit sa couleur à la torréfaction qu'on lui fait subir pour le sécher.

Mêmes propriétés que pour l'*Aroow-root* (112).

373. — SALADE. — Les salades faites avec du vinaigre, du poivre et autres épices, sont nuisibles. Les personnes bien portantes doivent en combattre les mauvais effets avec la *Poudre Alcalinophosphatée* (*Chap. V*) ; c'est le moyen le plus sûr d'éviter la gastrite qui en est l'effet ordinaire. Les personnes atteintes des maladies signalées dans cet ouvrage devront assaisonner leur salade à l'huile ou à la crème, et au sel seulement, ou bien avec quelque sauce non épicée, ou avec de la graisse de volaille non refroidie. Il faudra s'abstenir également d'y mettre des oignons, du persil, de l'estragon, du cerfeuil, du céleri.

374. — SALAISONS. — Les viandes salées sont généralement moins favorables que les viandes fraîches ; on doit toujours leur préférer celles-ci, d'autant plus qu'outre le sel, on ajoute souvent des aromates et des épices aux viandes que l'on veut conserver.

375. — SALMIS. — Voyez *Ragouts* (357).

375 bis. — SALSIFIS. — La racine de cette plante n'est pas nuisible par elle-même. On peut impunément en faire usage en friture ou avec sauces non épicées ni vinaigrées.

376. — **SANG.** — Le sang de porc sert à faire le *Boudin* (151) ; le sang de poule, le sang de bœuf et celui de tous les animaux en général est alimentaire et peut se manger cuit. C'est par suite d'un préjugé absolument sans fondement que certaines personnes vont, pour se guérir, boire dans les abattoirs du sang d'animaux fraîchement tués ; ce sang n'a pas plus de vertus que la viande elle-même.

377. — **SANGLIER.** — Cette viande réunit les inconvénients du *Porc* (349) et ceux du *Gibier* (207) ; il ne faut donc pas en abuser.

378. — **SARCELLE.** — Mêmes observations qu'à l'article *Bécasse* (121).

379. — **SARDINE.** — Même observations qu'à l'article *Hareng* (250).

380. — **SARIETTE.** — Cette plante, qui appartient à la famille des *Labiées*, renferme une huile essentielle aromatique qui la fait employer comme assaisonnement. Elle offre les inconvénients signalés à l'article *Épices* (207).

381. — **SAUCISSE,** *Saucisson.* — Voyez *Charcuterie* (181).

382. — **SAUMON.** — La chair de ce poisson est nourrissante et constitue un bon aliment. Voyez *Poisson* (345).

383. — **SAUMURE.** — C'est le liquide qui provient des viandes que l'on a mises en *Salaisons* (374) ; il est acide et irritant, par conséquent nuisible à l'estomac.

384. — **SEL.** — Le sel marin, ou *Chlorure de Sodium* est indispensable à la vie. Lorsque les aliments n'en contiennent pas par eux-mêmes une quan-

tité suffisante; ce qui est ordinaire, il est nécessaire
d'en introduire dans l'alimentation. Cet assaisonnement n'est point irritant pour l'estomac et les autres
organes digestifs, comme les épices et autres condi-
ments; on peut en faire usage dans toutes les maladies.

385. — SEMOULE. — On la prépare avec des
grains de blé mondés de leur pellicule, puis moulus.
Elle convient parfaitement pour faire des potages aux
convalescents et aux malades.

386. — SERPOLET. — Plante de la famille des
Labiées sujette aux mêmes inconvénients que la
Sarriette (380).

387. — SIROPS. — Les sirops de fruits, tels que
cerises, framboises, coings, groseilles, etc. sont acides et ont les inconvénients signalés à l'article *Fruits*
(226). Les sirops de gomme et d'orgeat sont les seuls
dont on puisse faire usage impunément lorsqu'on est
atteint des maladies décrites dans cet ouvrage; encore
faut-il qu'ils ne soient pas falsifiés avec des substances
nuisibles. Voyez *Orgeat* (319).

388. — SOLE. — Mêmes observations qu'au mot
Limande (268).

389. — SOUPE. — Les soupes aux choux, aux
oignons, à l'oseille, aux poireaux, aux herbes, sont
nuisibles aux personnes atteintes des maladies décrites dans cet ouvrage. Pour les autres, voyez *Bouillon, Potages, Panades.*

390. — SUCRE. — Il existe plusieurs espèces de
sucre, dont les principales sont le sucre de canne ou
de betteraves, et le sucre de fruits ou glucose. Le
sucre qui se forme dans le foie et celui que l'on
trouve dans les urines (voyez *Foie, Diabète*) sont du
glucose.

Le sucre est un aliment et convient parfaitement dans tout état de santé et dans la plupart des maladies. Si les matières sucrées sont accompagnées de substances acides, comme citron, groseille, oranges, etc., ou aromatiques, comme anis, essences, etc., elles sont nuisibles aux personnes atteintes de maladies de l'estomac, du foie et des intestins. Le miel contient de l'acide acétique ; il est très nuisible aussi dans les mêmes circonstances.

391. — TANCHE. — Ce poisson constitue un bon aliment. Voyez *Friture* (224).

392. — TARTE. — Ce genre de pâtisserie offre les inconvénients des *Fruits* (226) qu'il renferme.

393. — TERRINES. — Ce sont des pâtés de viande sans croûte qui n'offrent aucun inconvénient lorsqu'ils ne renferment pas d'*Epices* (207).

394. — TÊTE DE VEAU. — On est dans l'usage de la manger avec du vinaigre et des fines herbes ; pour éviter les inconvénients de ces assaisonnements, il faut la manger au sel seulement, ou au sel et à l'huile, ou tout au moins recourir à la *Poudre Alcalinophosphatée*.

395. — THÉ. — Le thé a les mêmes propriétés générales que le café ; il est nuisible dans les mêmes circonstances ; son principe actif, ou *théine*, est analogue à la caféine. L'usage du thé vert occasione ordinairement des battements de cœur assez intenses. Voyez *Café*.

396. — THON. — Ce poisson est un bon aliment. Voyez *Poisson* (345).

397. — THYM. — Plante de la famille des *Labiées* dont les inconvénients sont les mêmes que ceux de la *Sarriette* (380).

398. — TOMATE. — Fruit d'une plante de la famille des *Solanées*, qui contient un suc acide et dont, pour ce motif, il faut s'abstenir, surtout en cas de maladie, ou du moins en combattre les effets nuisibles au moyen de la *Poudre Alcalinophosphatée*.

399. — **TOPINAMBOURS.** — Les racines tuberculeuses de cette plante dont le goût rappelle celui des artichauts, contiennent une fécule particulière et ne sont pas nuisibles par eux-mêmes.

400. — **TRUFFE.** — Ce champignon souterrain, fort recherché pour son arôme, n'est point nuisible, pourvu qu'on ne lui associe pas des *Épices* (207).

401. — **TRUITE.** — Ce poisson constitue un aliment sain et agréable. Voyez *Poisson* (345).

402. — **TURBOT.** — Il passe pour indigeste. Voyez *Poisson* (345).

403. — **VEAU.** — La viande de veau, surtout si l'animal est tué trop jeune, donne souvent des indispositions qui se traduisent par des coliques et de la diarrhée. On devra donc éviter d'en faire usage, lorsqu'on se trouvera atteint de quelque affection de l'estomac ou des intestins.

404. — **VÉGÉTAUX.** — Les végétaux contiennent généralement moins d'*Azote* (116) que la *Viande* (406), mais ils en renferment toujours plus ou moins. En revanche ils sont plus riches en fécule et en sucre. Mais à eux seuls ils ne sauraient constituer la base d'une alimentation complète et suffisante. La question d'un régime purement végétal n'a donc aucune base sérieuse; il ne s'agit pas, en effet, de savoir si on doit manger de la viande seulement ou des végétaux seulement; mais il est indispensable que l'on mange des substances azotées et des substances féculentes en proportion convenable, peu importe que leur provenance soit d'origine animale ou végétale. La viande, les œufs, le fromage, etc., sont très riches en azote, mais ne contiennent pas de matières féculentes ; les végétaux, du moins ceux qui sont farineux, en contiennent beaucoup, mais sont très pauvres en azote. Il faut donc de toute nécessité recourir aux animaux et aux végétaux pour avoir une alimentation suffisante.

405. — VERJUS. — On appelle ainsi le jus de raisin vert. On s'en sert comme assaisonnement ; étant très acide, il est très nuisible à l'estomac et aux intestins.

406. — VIANDE. — La viande est un aliment composé surtout d'azote (116), substance qui n'existe qu'en faible quantité dans les végétaux. Les viandes de boucherie, la volaille, le gibier, le poisson, tous les animaux en général ont le même pouvoir nutritif à un degré peu différent, en sorte que la distinction de ceux-ci au point de vue du régime gras ou maigre est absolument illusoire. Lorsque la viande fait défaut, il faut la remplacer par le fromage, le lait et les œufs, qui sont des aliments riches en azote, le premier surtout. Les viandes conviennent généralement dans la plupart des maladies; lorsqu'elles sont mal supportées, cela tient ordinairement aux assaisonnements qui les accompagnent. Les viandes crues sont plus faciles à digérer que les viandes cuites, mais elles peuvent contenir des germes de vers ou autres parasites que la cuisson détruit.

407. — VIN. — Le vin est une boisson fermentée faite avec du jus de raisin. Sujet à un nombre considérable de falsifications, ce liquide renferme à l'état naturel, et dans des proportions variables, de l'eau, de l'alcool, du tannin, des acides maliques et acétique, des tartrates acides, des matières colorantes, et des éthers qui donnent le bouquet. Aucune de ces substances n'est indispensable ni même utile à l'homme, aucune ne fait partie de son sang ni de ses tissus, et presque toutes sont nuisibles ; l'alcool et les éthers produisent une excitation suivie de dépression qui constitue l'ivresse dans sa forme aiguë, et l'alcoolisme dans sa forme chronique ; les tannins et les acides occasionnent des gastrites, des maladies du foie et des intestins avec toutes leurs conséquences. La surexcitation passagère et la sensation de bien-être procurées par l'ivresse, ont fait célébrer sur tous les tons les vertus fortifiantes et les délices du vin : mais ce sont là des préjugés. Le vin est un ennemi, car il trompe ceux qui en boivent ; c'est une des causes les plus actives de nos maladies ; il abrège la durée de la vie humaine ; ces inconvénients lui sont, du reste commun avec la plupart des autres boissons artificielles. En écrivant ces lignes, je sais que je me fais des ennemis nombreux parmi ceux qui fabriquent du vin, ceux qui en vendent et ceux qui en boivent, et qu'ils trouveront des partisans ; car le public aime à être trompé, et il l'est facilement lorsque l'on flatte ses goûts ; mais j'aurai du moins la consolation d'avoir rempli un devoir en contribuant, dans la mesure de mes forces, à détruire un préjugé funeste à l'humanité.

Pour prévenir ou guérir les maladies causées par l'usage ou l'abus du vin, il faut avoir recours à la *Poudre Alcalinophosphatée (Chap. V)*, car elle a la propriété de neutraliser les acides du vin et de détruire l'irritation causée par l'alcool qu'il contient.

L'usage de cette poudre est une précaution indispensable à prendre pour tous ceux qui font usage de cette boisson.

408. — **VINAIGRE**. — Le vinaigre est de l'acide acétique faible. Il est nuisible aux personnes atteintes de maladies de l'estomac, du foie et des intestins. Il ne faut s'en servir qu'avec beaucoup de ménagements et sans en abuser, car il occasionne fréquemment des gastrites.

C'est à la *Poudre Alcalinophosphatée (Chap. V)* qu'il faut recourir pour se préserver des mauvais effets du vinaigre, car elle a la propriété de détruire toutes les acidités.

409. — **VIVE**. — La piqûre des aiguillons de ce poisson cause des accidents graves. Cependant ce n'est pas un mauvais aliment. Voyez *Poisson* (245).

410. — **VOL-AU-VENT**. — Ce mets ne peut-être nuisible que par les assaisonnements qu'on y introduit. Voyez *Épices* (207).

CONCLUSION

411. — **Des Maladies rebelles.** — Le traitement et le régime nécessaires à la guérison des maladies spéciales dont il est question dans cet ouvrage, seront facilement compris par tous les lecteurs ; il semble donc, au premier abord, que rien ne peut s'opposer à ce que ceux-ci en fassent toujours eux-mêmes une application judicieuse et obtiennent facilement, dans tous les cas, la guérison des maladies dont ils sont atteints. Dans beaucoup de cas, en effet, il en est ainsi : mais dans un certain nombre d'autres, le malade n'arrive pas toujours à la guérison au moins complète. C'est que, dans les maladies dont il s'agit ici, l'observation du régime et du traitement, bien que ceux-ci soient facilement compris en principe, nécessite dans la pratique des précautions très minutieuses, un soin très méticuleux, faute de quoi, le but peut se trouver manqué. Les organes qu'il s'agit de guérir, sont en effet le siège d'une irritation, d'une inflammation ordinairement fort anciennes ; la moindre cause, l'irritant le plus léger, le plus inoffensif en apparence, suffisent pour ramener ou entretenir le mal ; c'est une étincelle qui ravive l'incendie ; c'est pourquoi beaucoup de personnes croyant avoir bien exécuté le régime et le traitement, parce qu'elles n'ont commis que de légères infractions, lesquelles même ont pu se produire à leur insu, ne peuvent arriver à se guérir complètement. En pareille circonstance, il faut absolument que le malade soit guidé, conduit par la main et pas à pas, pour ainsi dire, comme un enfant qui chancelle, jusqu'au but final qui est la guérison. Dans ces cas difficiles, je me mets entièrement à la disposition de mes lecteurs ; ceux qui ne voudront pas s'en rapporter à eux-mêmes pour le traitement, et ceux qui n'auront pas obtenu le résultat qu'ils espéraient, ne devront pas hésiter à m'écire, leurs lettres sont toujours reçues avec plaisir et leurs demandes examinées avec la plus grande bienveillance et le plus grand soin ; je n'épargne jamais les conseils de ma longue expérience à ceux qui les sollicitent. Mon vœu le plus cher étant de voir mon œuvre se généraliser et se répandre au profit de ceux qui souffrent, je fais volontiers le sacrifice de mon temps pour guider ceux qui marchent d'un pas encore mal assuré dans la nouvelle voie.

Certaines personnes croient qu'il n'est pas possible de traiter les maladies par correspondance, avec la même certitude que par consultation verbale. C'est une erreur. Lorsqu'on en a l'habitude, et qu'on exige du malade des renseignements précis, il est facile de reconnaître et de traiter ainsi les maladies, d'autant plus que pour celles dont il s'agit ici, ce sont souvent les mêmes cas qui se présentent. La consultation par correspondance offre même sur la consultation verbale, l'avantage de permettre au médecin de réfléchir, d'examiner et de peser les termes dans lesquels le malade s'explique, et enfin de lui demander, après réflexion, de nouvelles explications et d'autres renseignements, aussi souvent qu'il est nécessaire. Tous les malades rendent parfaitement compte de ce qu'ils

éprouvent et expriment généralement bien ce qu'ils ressentent ; mais en dehors de ce qui fait l'objet de leurs
souffrances, ils sont ordinairement très laconiques et
laissent de côté certains renseignements fort utiles au
médecin. Indépendamment de ce que l'on éprouve
ou de ce que l'on a éprouvé, on doit, lorsque l'on
écrit, dire son âge, son sexe, son état civil (marié,
veuf ou célibataire), sa profession, son genre de vie
ou ses habitudes, les maladies que l'on a faites autrefois, celles qui peuvent exister d'une manière spéciale dans la famille ; depuis combien de temps dure
la maladie que l'on a ; quels traitements on a suivis ;
quels résultats on a obtenus ; enfin, il est bon de
donner quelques renseignements sur la nature du
pays que l'on habite et des maladies qui y règnent
ordinairement. Pour les femmes, il est nécessaire
d'indiquer les particularités relatives à leur sexe,
telles que le nombre des enfants, des fausses couches,
l'allaitement actuel ou antérieur, l'état de menstrua-
tion. Enfin, en cas de besoin, des renseignements
complémentaires sont demandés au malade.

Le traitement par correspondance n'est pas seulement applicable aux maladies dont il est question
dans ce livre, c'est-à-dire aux maladies causées par
l'usage ou l'abus des aliments et des boissons, mais
aussi à toutes les *Maladies rebelles* en général. Il
existe, en effet, un très grand nombre de maladies
qui, bien que susceptibles de guérison, résistent aux
traitements qu'on leur oppose et se prolongent sans
se terminer soit par la mort, soit par la guérison. Il
ne faut pas confondre ces maladies avec les *Maladies incurables* ni avec les *Maladies mortelles*, car
celles-ci ne sont pas susceptibles de guérison, tandis
que les maladies rebelles proprement dites guérissent

parfaitement bien, lorsqu'elles sont prises à temps et traitées d'une façon convenable.

Les causes qui s'opposent à la guérison des maladies rebelles sont au nombre de deux principales : 1o tantôt la maladie n'a pas été reconnue ou a été confondue avec une autre, parce qu'il y a des signes qui sont communs à des maladies absolument différentes, et si le traitement de la maladie que l'on croit avoir, n'est pas celui qui convient à la maladie que l'on a, on s'expose à se rendre plus malade que l'on n'est, ou tout au moins à ne pas guérir ; 2o tantôt le traitement qu'on applique est mauvais en soi, bien que la maladie soit parfaitement reconnue, ainsi qu'il arrive souvent à beaucoup de personnes soignées par des médecins ; mais il ne faudrait pas croire cependant que la faute en soit toujours à ceux-ci, car, outre qu'il y a des cas difficiles, il y a des maladies, et elles sont nombreuses, dont le traitement, tel qu'on l'enseigne dans les Facultés de médecine et dans les hôpitaux, est absolument insuffisant, quand il n'est pas nuisible, ce qui arrive quelquefois. Le médecin traite les maladies d'après ce qu'on lui a enseigné, selon les idées reçues, lesquelles ne sont bien souvent que de vieux préjugés, enfin aussi d'après la mode, et ainsi que je l'ai déjà expliqué dans un autre ouvrage, il n'a pas les connaissances nécessaires pour pouvoir modifier les instruments de guérison qu'on lui met entre les mains, car l'étude de la pharmacie et celle des médicaments sont absolument négligées dans nos écoles de médecine. Voilà pourquoi beaucoup de médecins très instruits et fort capables de reconnaître les maladies, n'arrivent pas toujours aux résultats auxquels ils seraient en droit d'atteindre.

Il existe donc des cas très nombreux, très fréquents, dans lesquels le malade ne peut parvenir à recouvrer la santé, malgré tous ses efforts ou ceux de son médecin, bien que cependant la maladie soit susceptible de guérison. C'est à cette classe de malades que je m'adresse ; tous ceux qui ayant essayé, soit par eux-mêmes, soit par d'autres, à retrouver la santé, n'ont pu y parvenir, ne devront pas hésiter à m'écrire ; le nombre est grand de ceux qui s'adressent ainsi à moi en désespoir de cause, et grand aussi est le nombre de ceux qui, guidés directement par mes conseils, ont pu recouvrer la santé avant que leur mal fût à jamais devenu irrémédiable. Les circonstances particulières dans lesquelles je me suis trouvé, m'ont permis, en effet, d'acquérir dès l'enfance pour ainsi dire, des connaissances spéciales sur les propriétés, l'emploi, la préparation et les applications des médicaments, connaissances auxquelles sont venues s'ajouter ensuite des études médicales extrêmement complètes, et une pratique si étendue, qu'il a été donné à bien peu de médecins de voir un aussi grand nombre de malades passer sous leurs yeux. En m'exprimant ainsi, je n'ai pas la prétention de faire mon éloge ; d'ailleurs les succès obtenus par mes méthodes de traitement, parlent suffisamment par eux-mêmes ; je veux seulement que ceux qui n'ont pu jusqu'ici trouver la guérison par les moyens ordinaires, comprennent, qu'en s'adressant à moi, ils sont fondés à concevoir une espérance réalisable, et à rencontrer ce qu'ils n'ont pu trouver précédemment.

De toutes les maladies rebelles et pourtant susceptibles de guérison, il n'en est pas de plus fréquentes que les *Maladies nerveuses* et les *Maladies des voies digestives*, principalement celles du *foie* et de l'*estomac*, et il n'en est pas qui soient plus difficiles à guérir, parce qu'on ne sait pas les soigner et que les traitements que la mode ou la routine leur opposent habituellement, ne font le plus souvent que les aggraver. C'est pour cette classe de maladies que je suis le plus souvent sollicité de donner mes conseils et que j'obtiens les succès les plus nombreux; je puis dire que la guérison est la règle. J'engage donc vivement à s'adresser à moi, les personnes atteintes de *Gastralgie*, *Gastrite*, *Dyspepsie*, *Constipation*, *Diarrhée*, *Hémorrhoïdes*, *Coliques hépatiques* et *néphrétiques*, celles dont la *digestion se fait mal* ou qui sont en proie à ces malaises si nombreux qui constituent les *maladies nerveuses*, et qui sont si souvent liés à un mauvais état des voies digestives, tels qu'*Etouffements*, *Palpitations*, *Bourdonnements*, *Maux de tête*, *Migraines*, *Irritabilité*, *Impressionabilité*, etc.

Viennent ensuite, par ordre de fréquence, les *Maladies de la peau* et les *Vices du sang*, tels que *Syphilis*, *Scrofule*, *Lymphatisme*, *Goutte*, *Rhumatisme*. Ici encore la guérison est de règle, lorsque le malade exécute convenablement le traitement.

Enfin viennent les affections des voies respiratoires, telles que *Bronchites*, *Asthme*, *Toux diverses*, *Catarrhes*, et celles des *Voies urinaires*, parmi lesquelles les affections des *Reins*, de la *Vessie*, de la *Prostate*, du *Canal de l'urèthre* et de la *Matrice*, les *Pertes séminales* et l'*Impuissance*.

Dans cette classe de maladies se trouvent celles qui sont connues sous le nom de *Maladies secrètes* et pour lesquelles le traitement par correspondance offre l'avantage de se faire traiter à distance, sans être personnellement connu du médecin, avec des moyens qui ne peuvent en aucune façon faire soupçonner l'existence de la maladie, enfin avec le plus profond secret, et la certitude de guérir vite et complètement, pourvu que l'on se conforme aux prescriptions.

Le nombre considérable de lettres que je reçois chaque jour, ne me laisse pas le loisir de donner un grand nombre de consultations verbales : je ne puis donner de consultations dans mon cabinet médical qu'aux personnes qui m'auront préalablement écrit pour me les demander, en me faisant savoir pour quel motif elles désirent les obtenir.

412. — Des Médicaments. — Après avoir reçu ou demandé tous les renseignements qui me sont nécessaires, j'institue le traitement. Mais ici se présentent quelques difficultés qui peuvent être aisément surmontées, en prenant les précautions voulues. Il est indispensable, pour réussir, que les médicaments dont le malade doit faire usage soient bien ceux qui sont prescrits, et il faut, en outre, que leur préparation et qualités soient irréprochables. Il peut paraître banal d'insister sur la bonne préparation des médicaments ; il semble que tout ce qui intéresse la vie humaine et la santé doive être sacré. Cependant, il est loin d'en être ainsi, et, plus que jamais, l'industrialisme et la spéculation s'emparent des choses nécessaires au traitement des maladies, pour les falsifier et les corrompre. On peut d'autant plus facilement être trompé, qu'il n'est pas donné à tout le monde de reconnaître la fraude ou la mauvaise préparation des médicaments. Or, j'estime qu'il est absolument nécessaire, pour réussir dans le traitement d'une maladie dont la guérison est difficile, de pou-

voir compter d'une façon péremptoire, sur les médicaments à l'aide desquels on doit obtenir celle-ci.
C'est pourquoi je ne prescris et je n'emploie d'autres
médicaments que ceux qui sont préparés sous mes
yeux et avec mon contrôle, ou ceux dont la composition et la préparation me sont connues ; de cette façon, je puis prendre la responsabilité pleine et en-
tière de ce que j'entreprends, et le malade trouve
ainsi toute sécurité et toute garantie pendant la durée de son traitement. Les médicaments spéciaux à
ma méthode de traitement doivent être demandés et
délivrés sous mon nom et avec cachet de garantie
portant ma signature. Beaucoup de personnes se
plaignent d'avoir de la difficulté à se les procurer,
soit faute de pharmacie à proximité, soit que celles
auxquelles elles s'adressent n'en soient pas pour-
vues, soit enfin pour tout autre motif. Les personnes
qui éprouveraient des difficultés de ce genre, devront
m'adresser directement leurs demandes ou leurs récla-
mations.

SUPPLÉMENT

SUPPLEMENT

TRAITEMENT COMPLÉMENTAIRE

des maladies causées par l'usage ou l'abus des aliments et des boisssons

---

J'emploie fréquemment, dans le traitement des maladies causées par l'usage ou l'abus des aliments et des boissons, deux médicaments connus sous les noms de PILULES HYPNOTIQUES DUBOIS, *et* PILULES SÉDATIVES DUBOIS.

C'est pourquoi j'ai cru devoir en faire mention à la fin de cet ouvrage, afin que les personnes qui auraient à en faire usage, puissent trouver tous les renseignements nécessaires à leurs propriétés et à leur mode d'emploi.

Ces deux espèces de pilules trouvent leurs applications, non seulement dans le groupe de maladies dont il est question dans cet ouvrage, mais encore dans beaucoup d'autres circonstances qui sont indiquées aussi, afin que le lecteur puisse en tirer profit.

A. — PILULES HYPNOTIQUES

Forme pharmaceutique. — Ces pilules se présentent sous forme de dragées blanches. Elles doivent être demandées et délivrées sous le nom de *Pilules Hypnotiques Dubois,* et se vendent en flacons de 60 pilules, renfermées dans des étuis revêtus d'un cachet de garantie portant la signature O. Dubois.

Action curative des Pilules Hypnotiques. — Ces pilules doivent leurs principales propriétés à la *Narcéïne* qu'elles renferment. La *Narcéïne* est un alcaloïde végétal qui jouit de propriétés calmantes. Elle a pour effet principal de faire cesser la douleur ou la souffrance sous ses diverses formes, de ramener ou provoquer le sommeil. En outre, elle exerce une action spéciale sur les maladies caractérisées par un excès de secrétion, telles que les rhumes, la diarrhée, la salivation, les crachements abondants ; cette action consiste à faire cesser ces divers écoulements et à ramener les parties qui en sont le siège, dans leur état ordinaire.

Effet des Pilules Hypnotiques. — Si les pilules ont été prises dans le but de faire cesser quelque souffrance ou malaise telles que douleurs, coliques, leur effet se manifeste dès qu'elles sont dissoutes dans les sucs de l'estomac, ce qui demande une demi-heure environ ; la souffrance se calme ou cesse, et elle est remplacée par un état de bien être.

Si les pilules ont été prises pour provoquer le sommeil, l'effet se produit généralement au bout d'une demi-heure ou une heure.

Enfin, lorsqu'on en fait usage contre le rhume, la diarrhée, les crachements abondants ou la salivation, l'effet se produit au bout d'un temps qui varie depuis une jusqu'à plusieurs heures, selon l'intensité du mal et son ancienneté.

Quelque temps après avoir pris les pilules, on ressent parfois, mais non toujours, une sorte de détente dans les membres ou dans le dos, d'autres fois quelques sensations semblables à celles d'une ivresse légère; parfois il se manifeste dans la bouche ou à la gorge, un peu de sécheresse à laquelle il est facile de remédier en avalant une gorgée d'eau ; d'autres fois, enfin, il se manifeste une certaine tendance à la constipation. Tous ces petits inconvénients, lorsqu'ils se produisent, ce qui n'arrive que chez quelques personnes, se dissipent facilement d'eux-mêmes, et ne doivent pas faire renoncer à l'usage de ce précieux médicament, dont les avantages sont inappréciables en certaines circonstances.

Manière de prendre les Pilules Hypnotiques. — Ces pilules étant d'une faible grosseur, peuvent s'avaler facilement dans leur entier, une ou plusieurs ensemble, soit seules, soit dans de l'eau, du sirop, du miel, des confitures ; on peut prendre ensuite une gorgée d'eau pour faciliter leur descente dans l'estomac. Il est rare que ce mode d'administration présente la moindre difficulté. Cependant il existe des personnes qui ne peuvent avaler la moindre pilule ; lorsque ce cas se présente, il faut écraser les pilules ou les faire fondre dans un peu d'eau.

Les *Pilules Hypnotiques* doivent se prendre à une heure et demie ou deux heures de distance des repas, avant comme après avoir mangé. Lorsqu'il s'agit de provoquer le sommeil, c'est en se couchant, ou un peu avant, qu'on doit les prendre : dans les autres circonstances, aux heures que l'on veut, toujours en observant la distance voulue à l'égard des repas.

Doses auxquelles il faut prendre les Pilules Hypnotiques. — En cas de souffrance ou douleur vive, la dose varie entre trois et cinq, à prendre en une seule fois, selon la violence du mal : on peut renouveler cette dose une, deux ou au plus trois fois dans les vingt-quatre heures, de façon à en prendre au plus dix ou quinze dans cet espace de temps ; mais cette dernière dose ne doit s'appliquer qu'exceptionnellement, et lorsque les souffrances sont très vives ; on doit alors mettre un intervalle de cinq ou six heures entre chaque dose de cinq pilules.

La *dose ordinaire*, pour une grande personne, est de cinq par jour, à prendre soit en une fois, comme lorsqu'on veut provoquer le sommeil, par exemple, ou calmer rapidement un état de souffrance, ou à prendre par une ou deux à la fois, d'heure en heure ou de deux heures en deux heures, lorsqu'on veut arrêter une diarrhée, faire avorter un rhume ou calmer la toux.

La *dose faible* est de une à trois dans les vingt-quatre heures.

La *dose forte* varie entre cinq et quinze dans les vingt-quatre heures, selon la violence du mal qu'il s'agit de calmer. On prend alors les pilules à la dose de cinq à la fois, mais en ayant soin de mettre cinq à six heures d'intervalle entre chaque dose ; ou par dose de trois, en mettant trois ou quatre heures d'intervalle entre chaque dose ; ou enfin par dose de une ou deux, en mettant une heure ou deux de distance entre chaque prise. On choisira l'un ou l'autre de ces procédés, suivant que l'on voudra un effet prompt et fort, ou un effet moins fort, mais plus soutenu.

Les *Pilules Hypnotiques* sont plutôt un médicament de l'âge adulte que de l'enfance ; on ne les administre pas avant l'âge de trois ans ; depuis cet âge jusqu'à huit ans, on peut les donner à la dose de une à trois au plus dans les vingt-quatre heures ; de huit à quatorze ans, on peut en donner trois ou quatre par jour ; au-dessus de quatorze ans, on donne les doses pour adultes.

Application des Pilules Hypnotiques au traitement des maladies. — Voici l'indication des principales circonstances dans lesquelles il convient d'avoir recours à ce médicament :

Bronchite *(contre la toux et l'insomnie)*.
Coliques *(exceptées celles causées par la constipation.*
Diarrhée.
Douleurs.
Dyssenterie.
Folie.
Hystérie.
Insomnie.
Laryngite.
Lumbago *(mal de reins)*.

Maux de tête.
Migraine.
Névralgies.
Phthisie pulmonnaire *(contre la toux, l'insomnie et la diarrhée)*.
Rhumatisme.
Rhume de cerveau.
Rhume négligé.
Rhume de poitrine.
Sciatique.
Torticolis.
Toux.

B. — PILULES SÉDATIVES

Forme pharmaceutique. — Ces pilules, comme les *Pilules Hypnotiques*, se présentent sous forme de dragées blanches contenues, au nombre de 60, dans des flacons du prix de 3 francs, renfermés dans des étuis revêtus d'un cachet de garantie portant la signature O. Dubois. Pour ne pas être confondues avec les pilules sédatives du Codex ou autres, elles doivent être demandées et délivrées sous le nom de *Pilules Sédatives Dubois*.

Action curative des Pilules Sédatives. — Ces pilules doivent leurs propriétés à la *Duboisine*, principe actif du *Duboisia Myoporides*, arbre de la Nouvelle-Calédonie et de l'Australie. Elles sont calmantes et antispasmodiques, mais d'une autre façon que les *Pilules Hypnotiques* ; c'est pourquoi on complète

souvent leur action en les associant avec ces dernières. Je les emploie le plus souvent dans le traitement des maladies causées par l'usage ou l'abus des
aliments ou des boissons, pour faire tomber l'inflammation et calmer l'irritation. Ces maladies s'accom-
pagnant généralement de constipation, c'est aux *Pilules Sédatives* qu'il faut s'adresser de préférence
comme calmant, car non seulement elles ne produisent pas la constipation, mais elles ont, au contraire,
la propriété de faciliter la disparition de cette incommodité. Lorsqu'au contraire, il existe de la diarrhée,
c'est aux *Pilules Hypnotiques* qu'il faut avoir recours.

Effet des Pilules Sédatives. — Ces pilules ne
sont pas destinées le plus souvent à fournir un calme
prompt, à moins qu'on ne les associe aux *Pilules
Hypnotiques,* comme nous le verrons plus bas. Le
plus souvent, on ne les prend qu'à petites doses, souvent répétées et pour des maladies anciennes dans
lesquelles l'action a plutôt besoin d'être soutenue que
d'être prompte : c'est pourquoi le soulagement qu'on
en éprouve ne se montre que graduellement.

A la suite de leur emploi, on observe quelquefois,
comme pour les *Pilules Hypnotiques,* un peu de sécheresse à la gorge ou dans la bouche ; on remédie de
même à ce léger inconvénient en avalant une gorgée
d'eau.

Manière de prendre les Pilules Sédatives. —
Ces pilules se prennent de la même manière que les
Pilules Hypnotiques, soit en nature, dans de l'eau,
du miel, des confitures, ou du sirop, soit écrasées ou
fondues dans de l'eau.

**Doses auxquelles il faut prendre les Pilules
Sédatives.** — Dans les maladies de l'estomac, du
foie et des intestins, on prend ces pilules à la dose de

deux dans la matinée, et deux dans l'après-midi, entre les repas. Lorsque la maladie est en voie de guérison, on se contente d'en prendre une matin et soir, puis on cesse lorsque les malaises ont disparu.

Dans les autres circonstances, on en fait usage à la dose de cinq à dix dans les vingt-quatre heures, avec les *Pilules Hypnotiques* auxquelles on les ajoute en nombre égal pour obtenir une action calmante plus énergique.

Application des Pilules Sédatives au traitement des maladies. — Dans les maladies causées par l'usage ou l'abus des aliments et des boissons, on les emploie à la dose de deux, matin et soir dans les circonstances suivantes, sans que cela dispense néanmoins de suivre la *Médication Alcalinophosphatée*, qui doit toujours s'exécuter en même temps :

Brûlures à l'estomac.
Crampes d'estomac.
Digestions difficiles.
Dyspepsie.
Enrouement.
Etouffements après les repas.
Foie (maladies du).
Gargouillements.
Gastralgie.
Gastrite.
Gravelle.
Incontinence d'urine.
Intestins (Inflammation des)
Jaunisse.
Laryngite.
Matrice (Inflammation et engorgement de).

Maux d'estomac.
Pesanteurs d'estomac.
Pituite.
Points au cœur.
Prostate (maladie de la).
Reins (maladie des).
Respiration difficile.
Rétention d'urine.
Rétrécissements.
Sable dans les urines.
Spasmes de l'estomac.
Surdité.
Urines chargées.
Vents.
Vertiges.
Vessie (maladies de la).
Voix (maladies de la)
Vomissements.

On doit prendre les *Pilules Sédatives* associées aux *Pilules Hypnotiques*, à la dose de cinq de chaque espèce ensemble, une fois ou deux par jour, dans les cas suivants :

Asthme (violents accès d')	Névralgies.
Hystérie rebelle.	Rhumatisme.
Lumbago, mal de reins.	Sciatique.
Maux de tête violents.	Torticolis.
Migraine rebelle.	Toux spasmodique.

Conditions relatives à la vente de cet ouvrage

Adresser les demandes d'exemplaires du *Traité théorique et pratique des Aliments et des Boissons*, à M. le Dr O. Dubois, 23, rue de Maubeuge, à Paris. Joindre à la demande la somme de 0.60 centimes en timbres ou mandat-poste, par chaque exemplaire demandé.

N. B. — *Il n'est pas fait d'envoi contre remboursement.*

NOUVEAU TRAITÉ

THÉORIQUE et PRATIQUE

DES

MALADIES DU SANG & DES HUMEURS

Anémie, Chlorose, Lymphatisme, Scrofule, Syphilis, Rhumatisme, Maladies contagieuses, Virus, Miasmes, Microbes, Infections, etc.

CONTENANT

La description et les fonctions du sang et des humeurs dans l'état de santé ; la description des maladies causées par les altérations du sang et des humeurs, avec l'indication des moyens propres à les éviter et à les guérir.

PAR

O. DUBOIS

DOCTEUR EN MÉDECINE DE LA FACULTÉ DE PARIS
EX-PROFESSEUR D'HYGIÈNE
MÉDAILLE DES HÔPITAUX DE PARIS

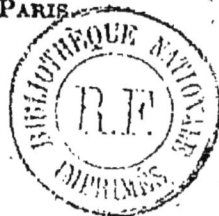

Troyes. — Typographie Victor MARTELET. — Troyes

218